editora SER MAIS

APRENDIZAGEM acelerada

Myriam Durante

Presidente
Mauricio Sita

Capa, projeto gráfico, ilustrações e diagramação
Jacob Paes

Edição e revisão
Stéphanie Durante

Preparação
Gabriella J. Moraes

Gerente de projeto
Gleide Santos

Diretora de operações
Alessandra Ksenhuck

Diretora Executiva
Julyana Rosa

Relacionamento com o cliente
Claudia Pires

Impressão
Gráfica Pallotti

Dados internacionais de catalogação na publicação (CIP)
(Câmara Brasileira do Livro, SP, Brasil)

Durante, Myriam
Aprendizagem acelerada / Myriam Durante. --
São Paulo : Editora Ser Mais, 2014.
ISBN 978-85-63178-66-4
1. Aprendizagem 2. Psicologia da aprendizagem
3. Psicoterapia I. Título.

14-09851 CDD-153.15

Índices para catálogo sistemático:
1. Aprendizagem : Desenvolvimento mental :
Psicologia 153.15

Editora Ser Mais Ltda
Rua Antônio Augusto Covello, 472 - Vila Mariana - São Paulo, SP - CEP 01550-060
Fone/fax: (0**11) 2659-0968
Site: www.editorasermais.com.br E-mail: contato@revistasermais.com.br

"Sua mente é um espaço sagrado ao

qual nada de mal pode entrar,

exceto com sua permissão"

Arnold Bennett

Sumário

PARTE 1

Minha vida

Quem é Myriam Durante?

QUANDO CRIANÇA, percebi que era sensitiva, o que me fez conviver de perto com fenômenos espirituais e paranormais. Buscando compreender o funcionamento da mente e o porquê de ter esses dons (que tanto me assustavam), comecei a pesquisar as diversas formas de espiritualidade, as diferentes religiões, a parapsicologia e a mente humana, minha grande paixão.

O meu pai era dentista e atendia por hipnose. Era um profundo conhecedor de astrologia e yoga, e tinha interesse por todos os assuntos ligados à espiritualidade. À noite, quando criança, ficava com medo de ficar sozinha no quarto e ia até o hall. Era lá que ficavam os livros do meu pai (e ele tinha uma vasta coleção relacionada à mente). Comecei a ler por curiosidade, mas, com o tempo, percebi que eles falavam sobre coisas que eu sentia, e passei a me identificar e me interessar sobre esses assuntos.

Tinha 15 anos quando fiz meu primeiro curso sobre a mente e descobri que já praticava, de forma autodidata, quase tudo aquilo que estava aprendendo. Isso me levou cada vez mais em busca de respostas e conhecimentos, aproveitando as oportunidades que apareciam para fazer novos cursos. Procurei ler, ver filmes, e não parei mais. Fiz cursos em escolas e com professores independentes, na área e em outras complementares. Através dessas experiências, percebi o funcionamento da mente, da memória, do inconsciente, etc. Descobri que ao conhecer as abordagens corretas, tudo se torna possível de ser corrigido.

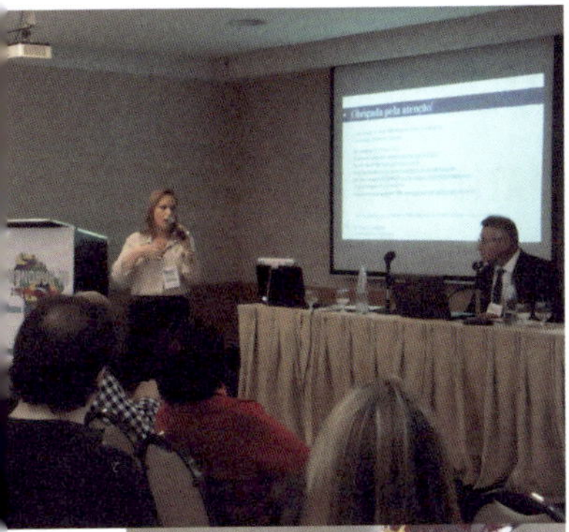

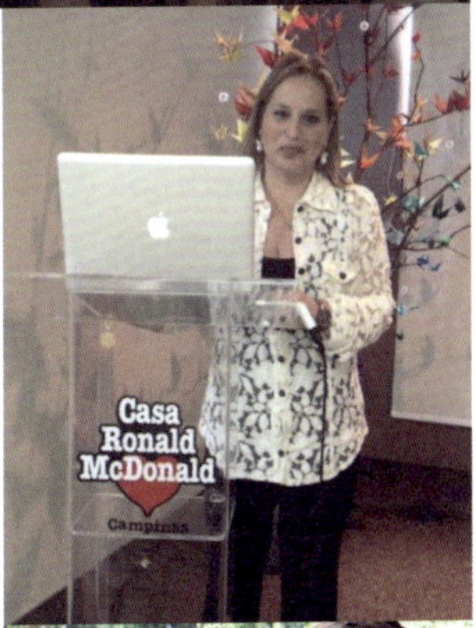

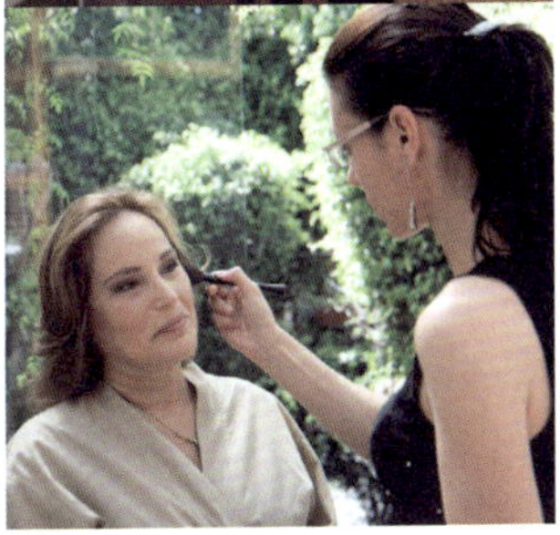

Myriam no congresso HIPNOSUR; fazendo trabalho voluntário na Casa Ronald McDonald; e retocando a maquiagem antes de seu programa Portas Abertas começar. Ao lado, no jardim em sua casa.

Sou psicoterapeuta holística, hipnóloga e estudo espiritualidade e comportamento humano há mais de 30 anos. Também fundei o IPOM – Instituto de Pesquisa e Orientação da Mente, uma entidade destinada às pesquisas e estudos sobre o desenvolvimento da mente e de distúrbios ligados a essa área.

Hoje, lembrando tudo que passei, vejo que sempre estive em busca de compreender a verdade, percorrendo diversos caminhos de estudos para conduzir minha vida e a dos meus pacientes na difícil, porém incrivelmente satisfatória, jornada para o autoconhecimento.

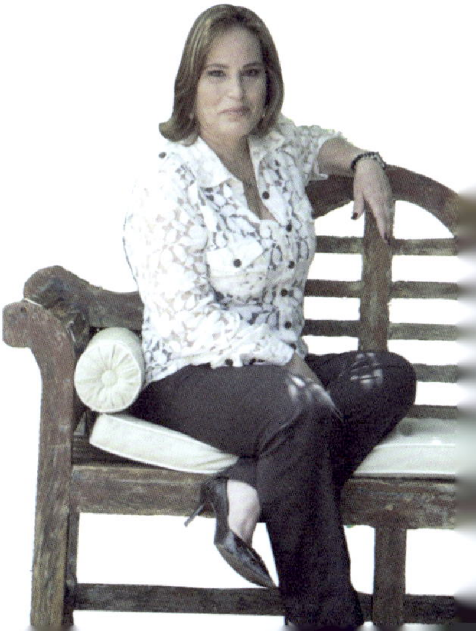

A criação do método "Busque Autoconhecimento"

ACREDITO MUITO NO PODER DA SOMATIZAÇÃO e na capacidade que temos em provocar nossas doenças. Quando eu não me sinto bem, eu não sei explicar como mas eu sei exatamente onde está o problema, qual o órgão ou parte do corpo que foi afetada. No meio de 2002, comecei a perceber que minha barriga estava inchando muito. Procurei um ginecologista renomado, certa de que o problema era de origem ginecológico. Ele pediu que eu fizesse alguns exames e não identificou nenhuma anormalidade. Passei por mais quatro médicos diferentes, pois sentia que algo estava errado comigo, mas nenhum deles descobria o que era. Comecei a duvidar da minha intuição que até então nunca havia falhado. Até que, depois de quase cinco meses, um dos médicos descobriu que eu estava com um mioma. Precisei passar por uma cirurgia para retirar o útero e apresentei alguns problemas pós-operatórios. Fiquei quase seis meses de cama e, durante este tempo, tive depressão.

Eu trabalhava há muito tempo na área de comportamento humano, mas eu acreditava que o meu conhecimento era um dom e, como tal, não deveria ser cobrado. Por isso, trabalhava sempre de uma maneira informal, como voluntária. Tinha muita bagagem, mas não sabia como transformar o que aprendi nos cursos em uma profissão de verdade. A verdade é que não me sentia pronta.

Hoje vejo que precisava desse período de recuperação para pensar com calma e para perceber qual caminho deveria seguir. Foi a partir desse momento que decidi começar a atender. Percebi que, além de um dom, o meu sucesso profissional também era fruto de muitos estudos e dedicação. Conversei com o meu marido e a minha filha, os únicos que senti obrigação de contar da minha intenção de transformar esse meu trabalho informal em uma profissão séria. E assim o fiz. Mas mesmo sabendo de todos os benefícios da hipnose e das outras técnicas que aplico, eu não conseguia os resultados que desejava. Meus pacientes iam cada vez melhor, mas eu não via os resultados que buscava em mim mesma. O grande problema era a coerência. Eu vivia uma situação muito difícil, que envolvia família e mágoas, e parecia impossível ver um fim. Como eu poderia falar para o meu paciente perdoar ou não guardar rancor se eu mesma não conseguia fazer isso? Eu não seria verdadeira.

Depois de pesquisar muito, reuni tudo o que aprendi e criei uma nova abordagem terapêutica, a "Busque Autoconhecimento", que trabalha o autoconhecimento como instrumento de cura e possibilita ao paciente uma melhor qualidade de vida. Combinando diferentes técnicas (como hipnose, relaxamento, programação neurolinguística, radiestesia, regressão, entre outras), o método trata o corpo físico, emocional, mental e espiritual como um conjunto de partes integradas, a fim de despertar a importância do autoconhecimento para mudanças de hábitos, comportamentos e pensamentos na manutenção da saúde física e mental. Testei primeiro em mim mesma e vi a situação que parecia impossível simplesmente se desfazer, dando lugar a várias oportunidades para mim e para minha família.

A série *Seja Seu Terapeuta*

HOJE, mais de 10 anos depois da criação do "Busque Autoconhecimento", me sinto realizada com o sucesso do tratamento que desenvolvi. Costumo dar alta para os meus pacientes após dez sessões. Pode parecer pouco, mas é o tempo necessário para limpar e eliminar as frustrações e acúmulos de situações mal resolvidas, fazendo com que a pessoa se conheça melhor e consiga tomar as rédeas da sua vida.

Sei que foi o meu caminho pessoal que me trouxe até esse trabalho. Durante muito tempo eu me questionava e fui confrontada com perguntas sem respostas e problemas que as abordagens tradicionais não respondiam. Com essa terapia, encontrei minha linguagem. Como essa abordagem foi muito útil para mim e para meus pacientes, comecei a pensar em formas de oferecê-la para o maior número de pessoas possível.

O primeiro passo foi criar um relaxamento para limpar e dissolver os incômodos do corpo e da mente. Ele está disponível no YouTube nas versões português, inglês e espanhol e é um grande sucesso, que ultrapassou a marca de 100 mil visualizações. Sempre recebo e-mails e comentários de pessoas que se beneficiam dele e o praticam diariamente. Então, para agradecer e ajudar ainda mais pessoas, lancei o aplicativo *Aprenda a Relaxar MD,* disponível gratuitamente nas versões para iOS e Android. Baixe no seu celular ou tablet e descubra os benefícios do relaxamento. Na página ao lado, através de QR Codes, você consegue encontrar facilmente o relaxamento nas mais diversas formas existentes.

Outro sonho antigo que consegui concretizar é este livro, o primeiro da série *Seja Seu Terapeuta.* Entendendo o funcionamento da mente e se conhecendo, você é capaz de tudo o que imaginar. Este livro, feito com muito carinho, é um presente a você!

Escute o *Aprenda a relaxar*

No YouTube, em português, inglês ou espanhol, respectivamente:

Ou na App Store, da Apple, e no Google Play:

CAPÍTULO 1

Os quatro burrinhos

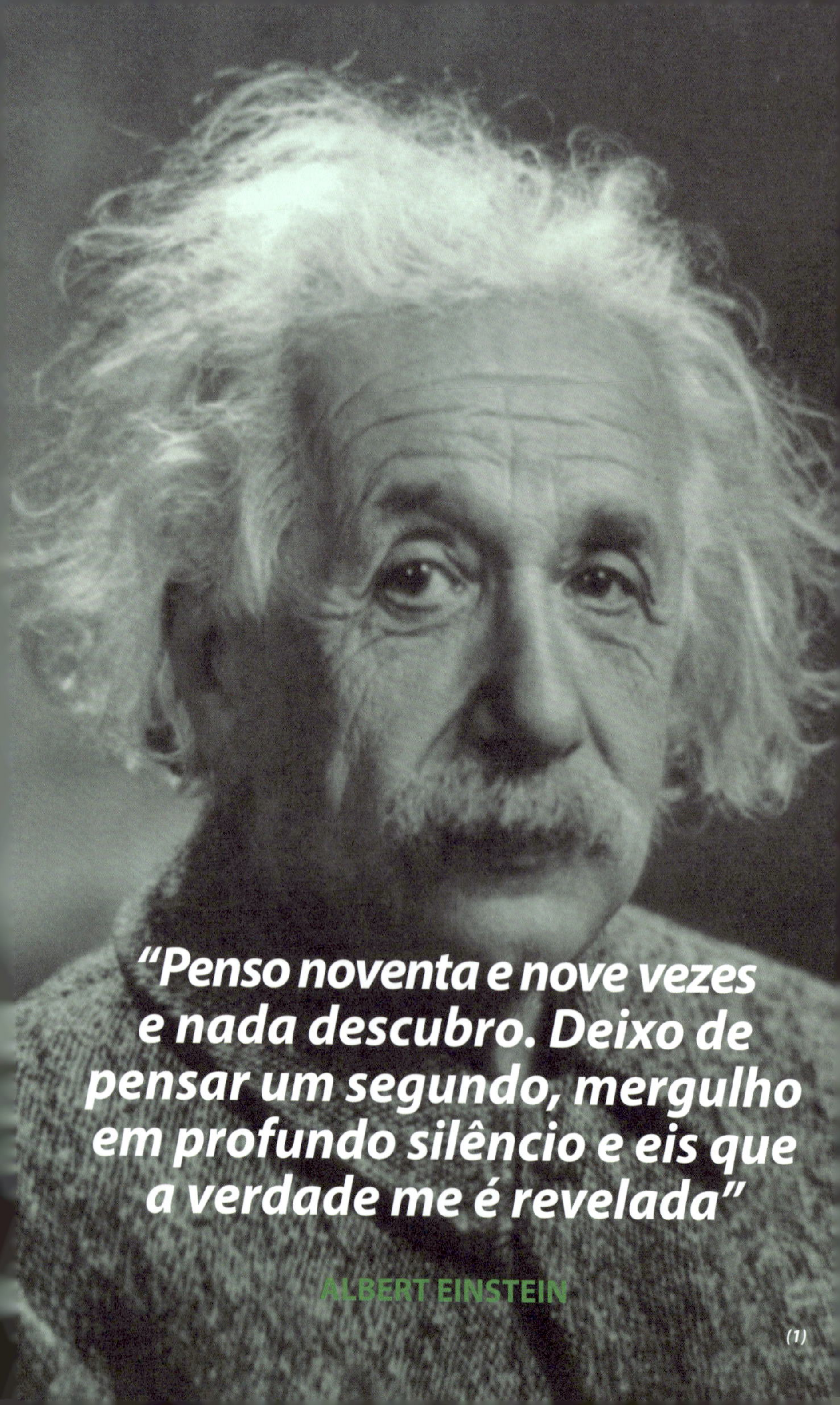
"Penso noventa e nove vezes e nada descubro. Deixo de pensar um segundo, mergulho em profundo silêncio e eis que a verdade me é revelada"
ALBERT EINSTEIN
(1)

Você já foi chamado de burro alguma vez? Parabéns! Você tem algo em comum com alguns dos grandes gênios da nossa história. Alguns dos mais célebres cientistas que influenciaram o modo como vivemos hoje foram considerados incapazes de aprender.

No entanto, o que a história dessas pessoas comprova é o que a ciência já descobriu: não existem pessoas burras. Todo ser humano é capaz de desenvolver sua inteligência e reter o aprendizado que deseja. Mas é aí que está o grande segredo do conhecimento: o desejo!

Sem desejar saber, conhecer e aprender, não há progresso. Quem quer, aprende. Quem quer, consegue fazer. Quem acredita que pode, consegue. Duvida? Veja o exemplo desses gênios que já foram chamados de "burros" e apontados como incapacitados, mas cujas descobertas mudaram o mundo.

Albert Einstein

QUANDO SE PENSA EM ALGUÉM com inteligência acima da média, o nome de Albert Einstein sempre é lembrado. Aos 26 anos, em 1905, publicou seus quatro artigos científicos que mudariam o mundo. O mais célebre cientista do século 20, que propôs a teoria da relatividade e ganhou o Prêmio Nobel de física de 1921, é reconhecido mundialmente por sua genialidade. Suas descobertas provocaram uma verdadeira revolução no pensamento humano, abrindo novos caminhos para a ciência.

É difícil acreditar que um cientista tão brilhante quanto Einstein, com tamanha capacidade intelectual, possa ter sido chamado de burro algum dia. Mas foi! O gênio da física era considerado uma pessoa de raciocínio lento, um verdadeiro fracasso. Só aprendeu a falar aos quatro anos de idade. Na escola era do tipo que dava trabalho, pois não conseguia acompanhar as aulas de história e geografia.

Acabou sendo expulso do colégio e rejeitado na Escola Politécnica de Zurique. Foi considerado por seus mestres um "caso perdido", mas, apesar dos deboches e das chacotas de que foi alvo, Einstein não se deixou abalar, acreditou em si mesmo e levou suas experiências adiante.

Para surpresa dos que riram dele e o consideraram um sonhador, ele desenvolveu a teoria da relatividade, um dos dois pilares da física moderna, e foi recompensado com o Prêmio Nobel de Física. Entrou para a história como uma das pessoas mais inteligente que já passaram pela Terra.

Albert Einstein chegou a ser convidado para ser presidente de Israel e provavelmente recusou usando a sua célebre frase: "As equações são mais importantes para mim (do que a política) porque a política é para o presente, mas uma equação é algo para a eternidade". Seu rosto é um dos mais conhecidos no mundo e a revista *Time* o escolheu como a "pessoa do Século 20". Em 2005, foi celebrado o Ano Internacional da Física, em comemoração aos cem anos do "Annus Mirabilis", ano miraculoso de Einstein, em que ele publicou quatro dos mais fundamentais artigos científicos da física do século 20. Em sua homenagem, foi atribuído o seu nome a uma unidade da fotoquímica, o einstein, bem como a um elemento químico, o einstênio. Feitos bastante importantes para quem era considerado um "caso perdido", não é mesmo?

Antes de morrer, Einstein deixou uma declaração: insistiu que seu cérebro fosse usado para pesquisa. Quando ele foi aberto, o patologista responsável afirmou que o cérebro de Einstein era como qualquer outro, com o mesmo tamanho e peso. Ou seja, você também tem capacidade para ser um gênio, basta treinar seu cérebro para tal.

Thomas Edison

ALGUÉM QUE TENHA PATENTEADO mais de duas mil invenções pode ter sido considerado burro? Mas foi... Thomas Edison, um dos maiores inventores de todos os tempos, era avaliado por um de seus professores como um aluno incapaz de aprender qualquer coisa. O educador disse que o menino tinha um "cérebro oco". Imagine o impacto de uma afirmação como essa na mente de um garotinho que tinha dificuldade em aprender? Seu professor, o padre Engle, dizia que ele era um estúpido que não parava de fazer perguntas e que custava a aprender. Para piorar a situação, Thomas simplesmente não fazia as lições de casa. Detestava as aulas e acabou abandonando a escola.

A mãe de Thomas sabia que ele não era burro, era apenas uma criança curiosa. Por essa razão, ela o tirou da escola e passou a dar aulas em casa para o garoto, cercando-o de livros de História e Ciência, peças de Shakespeare e romances de Charles Dickens.

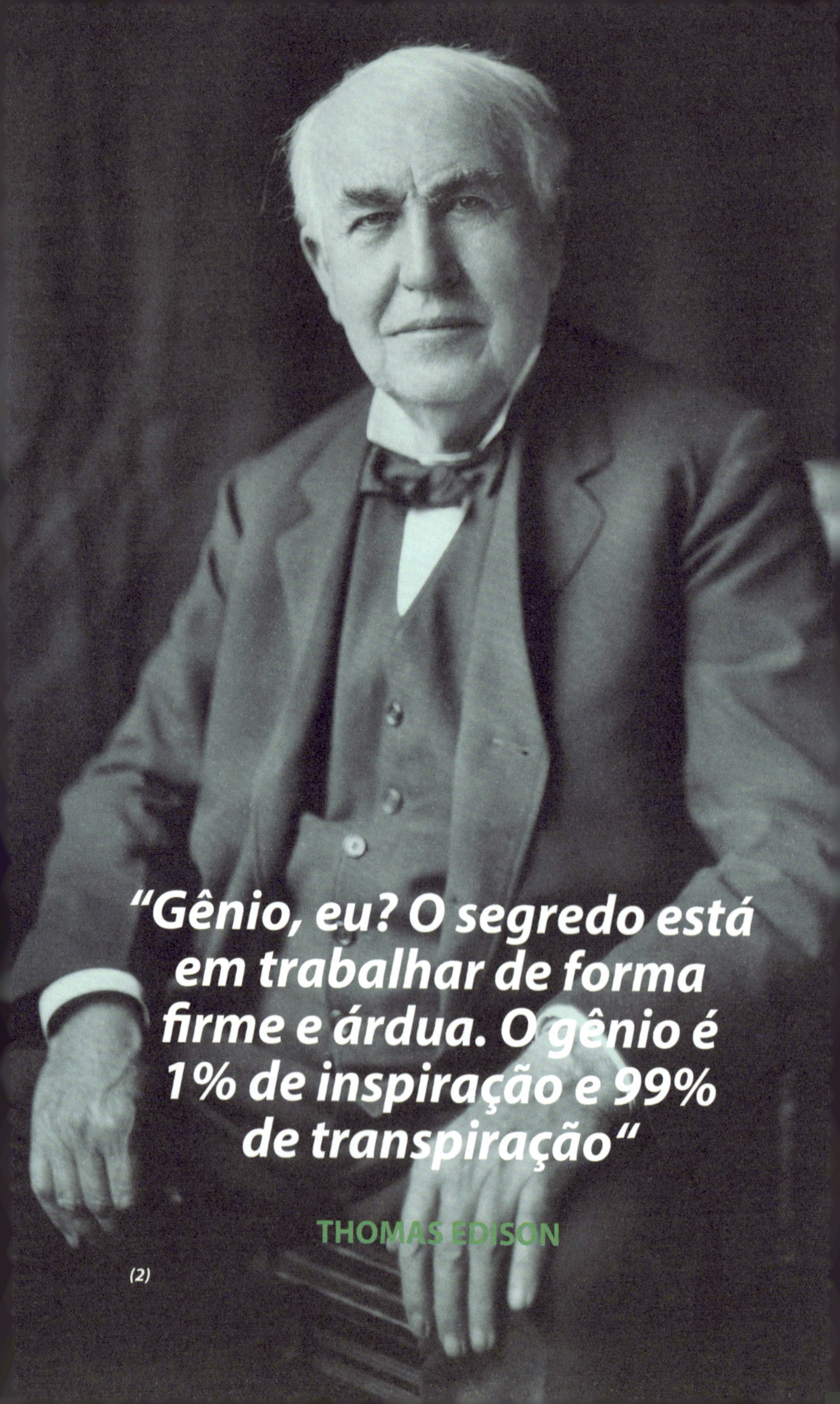

"Gênio, eu? O segredo está em trabalhar de forma firme e árdua. O gênio é 1% de inspiração e 99% de transpiração"

THOMAS EDISON

(2)

A iniciativa deu certo. Ele tomou gosto pelos estudos e passou a devorar livros sobre ciência. Ficou tão estimulado a testar seus conhecimentos que montou um laboratório de química no sótão de casa e começou a fazer suas próprias experiências.

Suas invenções ajudaram a criar o mundo em que vivemos hoje. Entre as suas contribuições mais importantes estão a lâmpada elétrica incandescente, o fonógrafo, o mimeógrafo e o microfone de grânulos de carvão para o telefone. Como se tudo isso não bastasse, o "burro" ainda foi um do precursores da revolução tecnológica do século 20 e teve um papel determinante na indústria do cinema. Sorte a nossa ele não ter levado a sério o que os outros pensavam sobre ele.

Louis Pasteur

PENSE EM UM ALUNO QUE, apesar de esforçado, é considerado medíocre e que, entre 22 alunos, é apenas o 15º.

Era o caso de Louis Pasteur.

Aos 17 anos, foi bacharel em letras pelo College Royal de Besançon, aos 20 obteve o bacharel em ciências e aos 25 tornou-se doutor em ciências. Mas mesmo assim suas ideias e teorias eram consideradas tolices por seus superiores e colegas, que nunca o viram como alguém inteligente ou sequer capaz de realizar alguma coisa notável. Nessa mesma época, Pasteur se casou com Marienne Laurente, com quem teve cinco filhos. Desses filhos, três meninas morreram ainda pequenas de febre tifoide, uma doença infecciosa comum na época.

A morte de um ente querido muitas vezes é motivo para que a pessoa entre em estado melancólico e depressivo, vivendo um dia após o outro sem planejar o futuro ou sem encontrar algo de positivo na vida. Entretanto, outras pessoas encontram na perda, seja ela material ou afetiva, a motivação para fazer diferente, para melhorar, para se desafiar. Foi exatamente isso que Pasteur fez: a morte precoce de suas filhas foi a grande motivação para que ele dedicasse sua vida ao prosseguimento dos estudos e investigações sobre as doenças causadas por micróbios.

Aos 45 anos, Pasteur sofreu um acidente vascular cerebral que o deixou paralisado e confinado no leito por vários meses. Apesar de todo esse sofrimento, ele nunca deixou de estudar, pesquisar e lutar pelas causas que acreditava. Sua determinação e paixão pela pesquisa, fez com que as adversidades da vida se tornassem propulsoras para o conhecimento.

Contrariando todas as expectativas, a história mostrou que de tolo Pasteur não tinha nada. Entre seus legados estão a descoberta da técnica de Pasteurização, a criação da vacina antirrábica em animais e humanos e a descoberta da microbiologia, entre outros feitos. De fato, devemos ser gratos, pois apesar de todas as turbulências pessoais, esse grande homem deixou para a humanidade inúmeros feitos, que até hoje são respeitados e aceitos no mundo científico. Coisas bem complexas para quem era considerado burro, não é mesmo?

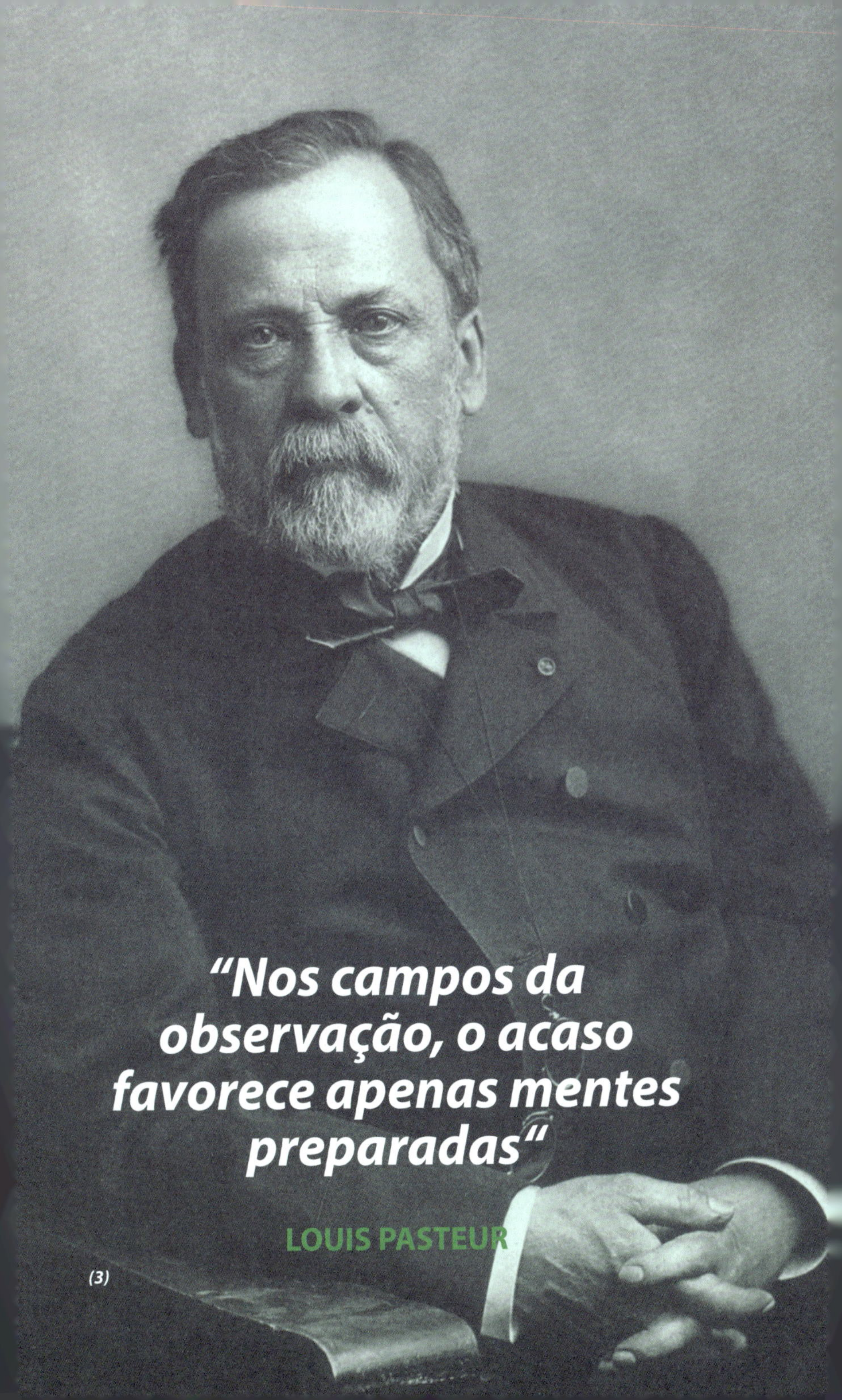

"Nos campos da observação, o acaso favorece apenas mentes preparadas"

LOUIS PASTEUR

(3)

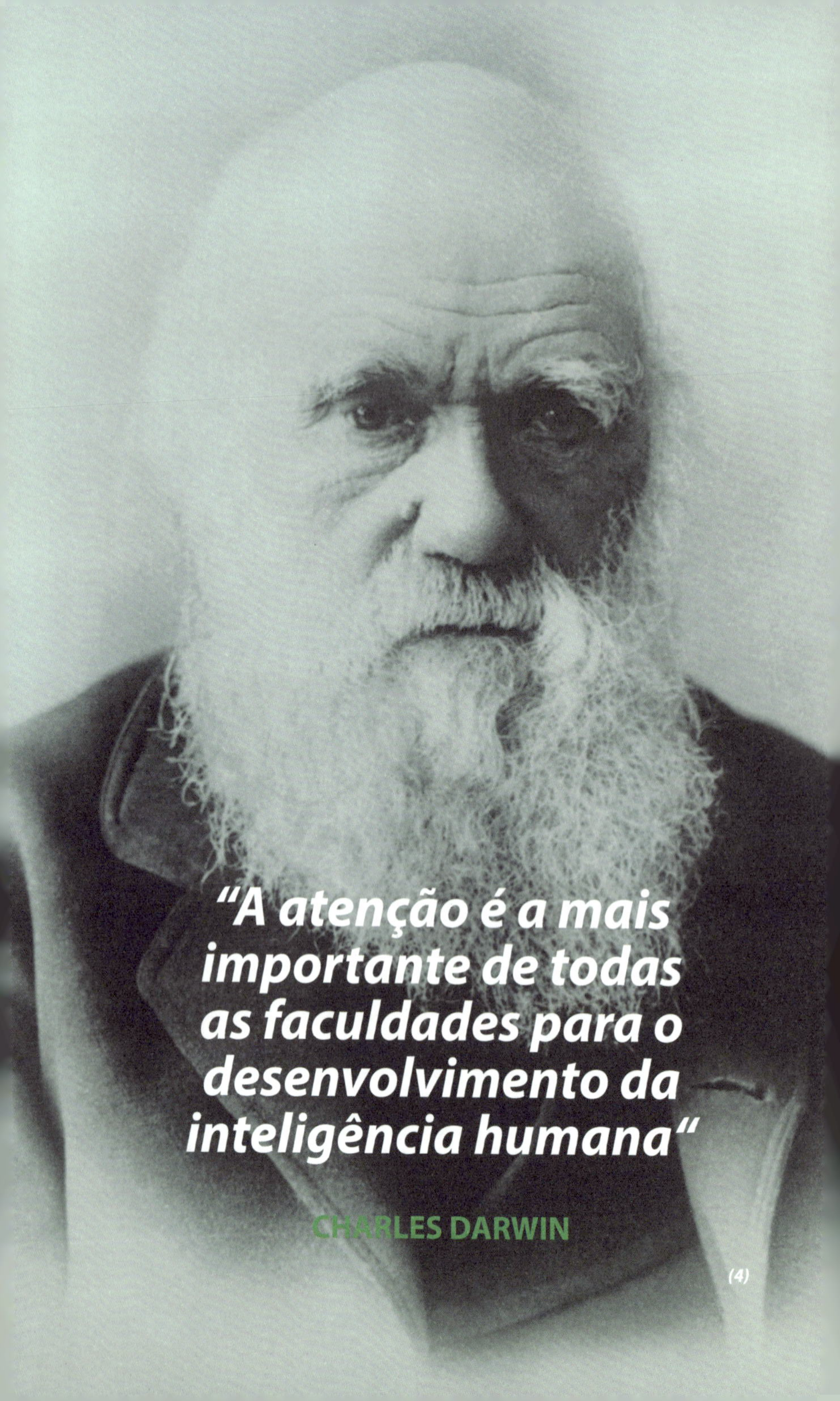
“A atenção é a mais
importante de todas
as faculdades para o
desenvolvimento da
inteligência humana“
CHARLES DARWIN
(4)

Charles Darwin

O FAMOSO CRIADOR DA TEORIA DA EVOLUÇÃO, Charles Darwin, foi um jovem considerado comum, intelectualmente bem abaixo do padrão médio. Tentou ser médico, como o pai, mas sua aversão ao sangue e à brutalidade da cirurgia praticada na época o levou a abandonar os estudos.

Decepcionado com a falta de interesse de Darwin pela medicina, seu pai o matriculou na Universidade de Cambridge, para que ele se tornasse um sacerdote. Em vez de estudar, Darwin preferia cavalgar e passar o tempo coletando besouros com seu primo, William Darwin Fox.

Nessa época, conheceu John Stevens Henslow, professor de botânica e especialista em besouros, e descobriu seu interesse pela natureza. Ingressou no curso de história natural e se tornou um aluno aplicado. Ainda assim, nas provas finais, em janeiro de 1831, ele se saiu muito bem em teologia, mas conseguiu apenas o suficiente para passar em matemática e física.

Logo depois, aceitou um convite para tornar-se membro de uma expedição científica e passou cinco anos navegando pela costa do Pacífico e pela América do Sul, aportando inclusive no Brasil. Darwin reuniu grandes coleções de rochas, plantas e animais (fósseis e vivos) durante esta viagem e, a partir de suas anotações, deu início a sua obra *A Origem das Espécies*.

Charles Darwin se casou e teve dez filhos, entre eles Anne Darwin. A menina, que encantava o pai com o seu interesse por plantas e animais, morreu aos 10 anos de escarlatina. A morte precoce da filha serviu de estímulo para que ele seguisse em frente e publicasse a sua teoria sobre a evolução.

Revolucionário, o estudo gerou a famosa doutrina darwinista da seleção natural, da luta pela sobrevivência ou da sobrevivência do mais apto - pedra fundamental do seu livro, que foi publicada em 1859, sob muitas críticas. Apesar de todo preconceito, sua teoria influenciou radicalmente as ciências biológicas da época e mudou totalmente a perspectiva da história da humanidade. Em função do reconhecimento do seu trabalho, foi uma das cinco pessoas não ligadas à família real inglesa a ter um funeral de Estado no século 19, sendo enterrado na Abadia de Westminster, próximo a Isaac Newton.

Além de constatar que o pesquisador sofria de uma série de doenças físicas, alguns biógrafos apontam que Darwin tinha problemas com sua autoestima e apresentava uma saúde mental instável. Acreditando que era feio, o cientista se mostrava extremamente crítico em relação a sua aparência. O naturalista precisava da afirmação dos outros constantemente e chegou a recitar um mantra várias vezes por dia para aliviar seus pensamentos obsessivos.

* * *

Apesar de tudo, esses quatro homens foram muito longe. Eles superaram todas as expectativas, contrariando todas as previsões. Dei esses exemplos para que você veja que não importa a idade ou classe social. Críticas fazem parte da vida, mas não deixe que elas o impeçam de seguir em frente. Não importa quem você é hoje, o que você deixou de fazer, as derrotas que sofreu e nem tampouco a sua idade. O que realmente importa é você acreditar em si mesmo, ainda que ninguém acredite, e acreditar nos seus sonhos.

CAPÍTULO 2

O seu cérebro

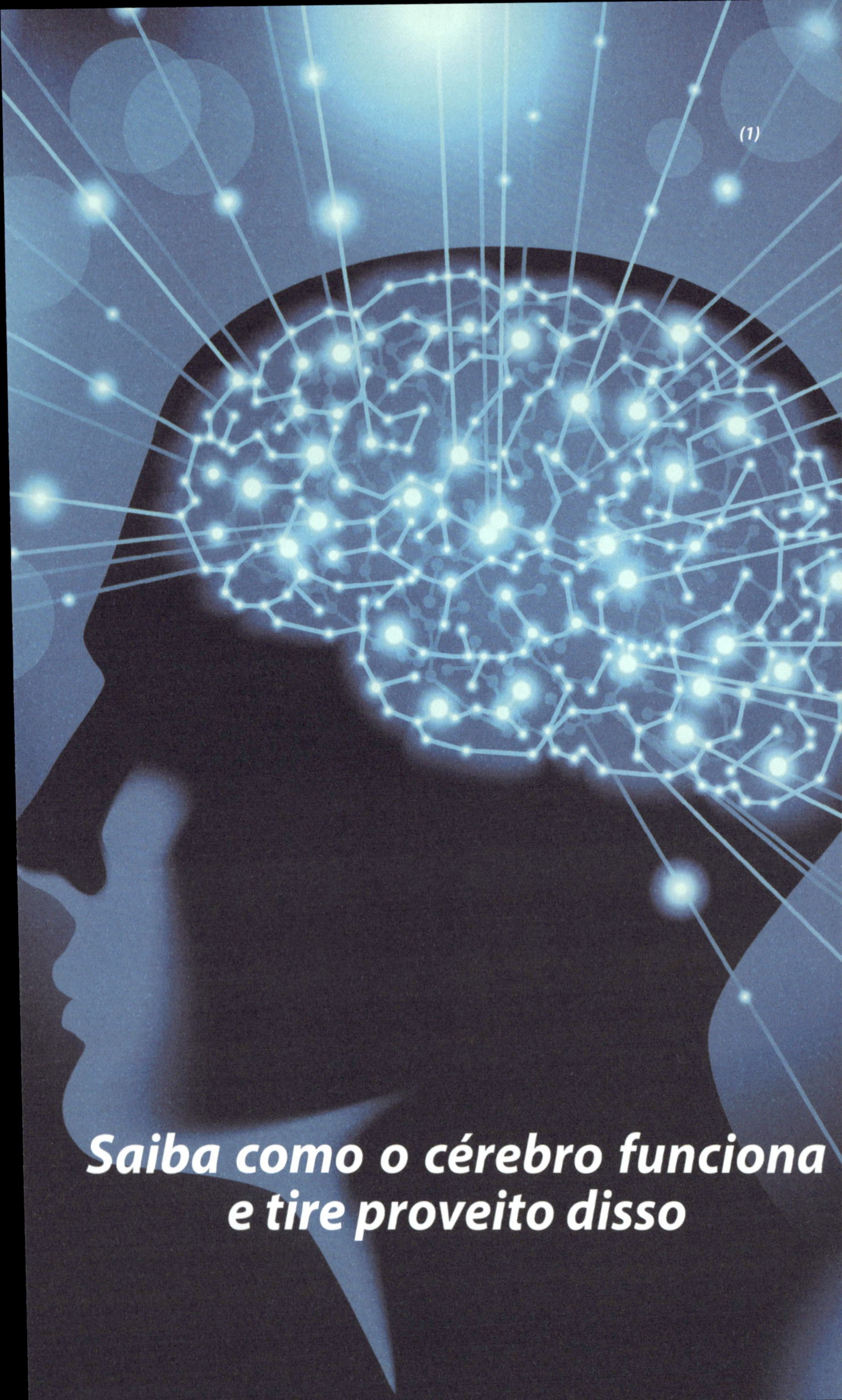
(1)

Saiba como o cérebro funciona e tire proveito disso

Xi, deu branco!

Quantas vezes nós já ouvimos essa frase? Todo mundo já teve um branco ou conhece alguém que já passou por isso. Mas o que leva uma pessoa que se prepara para determinada tarefa ficar paralisada e não conseguir resolver nada na hora H?

Os estudantes sabem bem disso: passam um bom tempo se preparando para as provas, perdem noites de sono, frequentam assiduamente as aulas... Depois de meses de esforço, chega o dia do teste e o inesperado acontece: um branco toma conta de suas memórias e eles não conseguem responder nem mesmo as questões mais simples. Os alunos, que estavam muito bem preparados, não alcançam o número de pontos que precisavam e acabam sendo reprovados.

Infelizmente essa situação é mais comum do que gostaríamos. A grande pergunta é: por que ela acontece? Há vários fatores que podem explicar esta questão, mas a principal causa é a pressão que o estudante sente para ter um bom resultado. No momento em que recebe a prova, toda sua energia passa a se concentrar ali, em torno daquelas folhas. E, ao ceder à pressão do emocional, ele acaba fracassando.

Há dois fatores principais que fazem uma enorme diferença na hora em que vamos executar o que aprendemos: o estresse (por medo, ansiedade, insegurança, etc.) e a falta de concentração (por excesso de confiança, euforia, desleixo, entre outros). Em um evento estressante, experimentamos um desequilíbrio de nossas emoções, modificando toda nossa fisiologia e também os processos inconscientes do corpo, como temperatura, frequência de pulso, respiração e pressão sanguínea.

Já quando o corpo está relaxado, a pressão sanguínea e os batimentos cardíacos diminuem, o que tranquiliza a mente, permitindo que os sentidos captem as informações com mais clareza, que a memória funcione melhor, que o raciocínio tenha um encadeamento mais lógico e que poderes adicionais – como a intuição e a criatividade – sejam trazidos para o processo. É por isso que, às vezes, um simples relaxamento melhora muito, afinal, todos nós precisamos relaxar e encontrar uma maneira de amenizar o estresse.

Portanto, ainda que se tenha muita coisa para estudar, não se deve perder horas de sono. Descansado se aprende melhor e se tem mais motivação e concentração.

Outro ponto fundamental para se obter sucesso nos estudos é saber como o seu cérebro e o seu corpo trabalham, como eles reagem às situações estressantes. Este capítulo foi especialmente pensado para que você possa conhecer melhor e aperfeiçoar todo o potencial que a sua mente possui, influenciando não apenas os seus estudos mas todo o seu dia a dia.

Poderia citar muitos exemplos em relação à aprendizagem acelerada, mas me senti especialmente feliz em ter ajudado nesses dois casos a seguir.

Valentina* conheceu o meu trabalho através da sua irmã, que havia se tratado comigo. Ela me disse que enfrentava muitos problemas, mas que o maior deles era a dificuldade de se concentrar na hora de estudar. Ela

* Os nomes foram alterados para manter a privacidade dos pacientes.

estudava psicologia e me disse que passou pelos quatro anos sem dificuldade, mas que, ao chegar ao quinto e último ano, algo aconteceu. Por mais que ela se empenhasse nos estudos, os professores diziam que ela não conseguia unir a teoria à prática na hora da prova. Após dois anos e meio sem sucesso, sendo reprovada todo semestre, ela pediu o diploma de bacharel em psicologia, já que sua intenção nunca foi de clinicar, e sim, de atuar no mundo corporativo, onde ela já estava inserida e de forma satisfatória.

Cinco anos após pegar o diploma de bacharel, Valentina resolveu voltar para a faculdade e lutar pelo seu CRP. Ela só queria o título para tirar o peso de suas costas, o peso de se sentir fracassada por ter abandonado um objetivo. Valentina estava na eminência de ser reprovada novamente quando me procurou. E então, através da terapia e da aprendizagem acelerada, ela conseguiu finalmente se formar e pegar o seu CRP. Isso fez com que ela se sentisse uma psicóloga de verdade, mesmo que sua intenção de não clinicar continuasse. Para ela, bastava a sensação de saber que era capaz de superar esse obstáculo.

Outro caso que também me tocou foi o do Fernando**, um jovem rapaz recém-formado em direito, filho único e extremamente inteligente. Ele se mostrava um jovem promissor, com um grande futuro profissional. Quando fui procurada por Fernando, ele tinha acabado de pedir demissão de um grande escritório de advocacia. Durante a primeira consulta, que tem duração de uma hora e trinta minutos, costumo fazer um levantamento da história de vida do paciente. Foi quando ele me relatou o

---

** Os nomes foram alterados para manter a privacidade dos pacientes.

seguinte: que seus pais eram muito exigentes, que sempre cobraram um comportamento exemplar, boas notas e um bom desempenho. E que, por isso, ele nunca teve muito tempo para ele mesmo e nem pôde ser criança, pois sempre assumiu muitas responsabilidades desde cedo.

Falou ainda que estudava dia e noite para o exame da ordem (OAB) e, quando chegava na hora da prova, tinha um branco, além de sentir dor de estômago e suar frio. Ele não conseguia seguir adiante e acabava reprovado. Após a segunda reprovação, Fernando pediu demissão do escritório. Ele passou a se sentir incapaz e acabou entrando em depressão por não dar conta das expectativas e cobranças de seus pais.

Assim como no caso de Valentina, Fernando também conseguiu atingir seu objetivo através da aprendizagem acelerada. Após aprender o método, ele passou no exame da ordem, reconquistou sua autoestima e foi admitido em um escritório renomado.

Ambos os casos são sobre pessoas que, apesar de estudarem e se dedicarem, acabaram deixando o lado emocional falar mais alto e, dessa forma, tiveram seu desempenho prejudicado, não refletindo o conhecimento adquirido. A aprendizagem acelerada ajudou a melhorar a autoestima dos dois e fez com que eles conseguissem controlar suas emoções para que elas não o atrapalhassem.

Ondas cerebrais

O QUE SÃO ONDAS CEREBRAIS? Elas são formas de ondas eletromagnéticas produzidas pela atividade elétrica das células cerebrais.

Ondas cerebrais

O cérebro emite várias ondas cerebrais que determinam diretamente o seu estado de espírito. Quanto menor a frequência dessas ondas, melhor funciona seu cérebro.

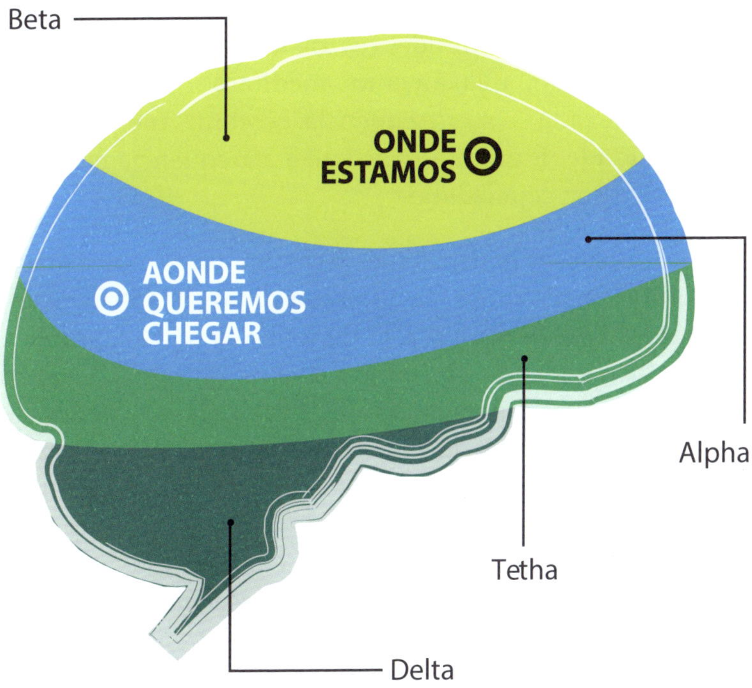

Beta 13-30 Hz. É o estado em que você se encontra agora, de vigília e da mente consciente.

Alpha 8-14 Hz. São as ondas associadas à meditação, ao relaxamento e à aprendizagem acelerada.

Tetha 4-7 Hz. É o estado de relaxamento profundo, sonho e momentos de alta criatividade.

Delta 0,5-3 Hz. Sono profundo, semelhante ao estado de coma.

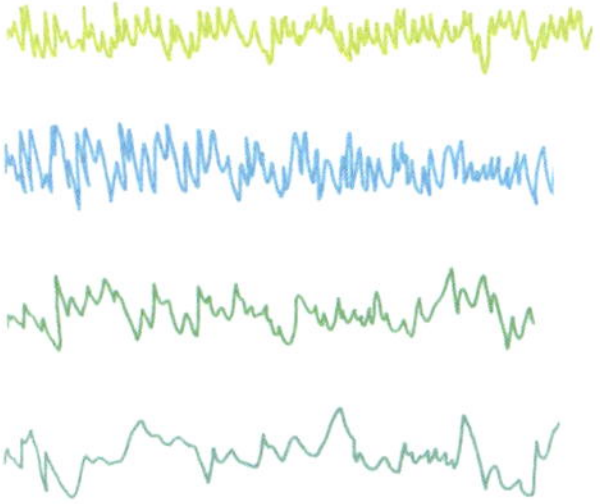

A cada movimento da sua vida, seu cérebro está ativo. A atividade elétrica gerada por ele pode ser medida por um aparelho chamado eletroencefalógrafo (EEG), que mede a frequência e a intensidade das ondas cerebrais, medidas em ciclos por segundo ou HZ (hertz).

As ondas cerebrais mudam de frequência baseadas na atividade elétrica dos neurônios e estão relacionadas com mudanças de estado de consciência (concentração, relaxamento, meditação, etc.). Quanto mais elevada a sua frequência cerebral, menor a sua capacidade. E quanto mais baixa a frequência cerebral, maior a sua capacidade.

Nossos pensamentos têm uma força muito maior do que imaginamos. Uma prova disso foi vista por bilhões de pessoas no dia 12 de junho de 2014, durante a abertura da Copa do Mundo da Fifa no Brasil. Usando um traje robótico, chamado de exoesqueleto, o paraplégico Juliano Pinto, de 29 anos, se levantou da cadeira de rodas, deu alguns passos e realizou o pontapé inicial do campeonato. Tudo isso, somente com a força do pensamento. Explico melhor: os braços e pernas robóticos, que fazem parte do traje criado pelo neurocientista brasileiro Miguel Nicolelis e sua equipe, são controlados por ondas cerebrais, que "traduzem" o pensamento de mover os membros em sinais elétricos. Por meio de um computador, esse sinais são transformados em comandos que iniciam os movimentos nas próteses.

O projeto, chamado de Andar de Novo, baseia-se em quase duas décadas de trabalho pioneiro sobre interfaces cérebro-máquina, tecnologia que permite ao cérebro controlar máquinas por meio da captação e interpretação das ondas cerebrais. A demonstração da equipe comandada por Nicolelis, que pode ser uma das maiores conquistas da ciência brasileira e mundial, revela ao mundo o potencial do nosso cérebro e a possibilidade de reabilitar milhões de pessoas que hoje vivem em cadeiras de rodas ou em leitos sem poder se mexer.

Hemisférios cerebrais

O CÉREBRO É DIVIDIDO EM DOIS HEMISFÉRIOS: esquerdo e direito. Genericamente falando, podemos dizer que o hemisfério esquerdo é responsável pelas seguintes funções: lógica, verbal, analítica, matemática, mecânica e crítica. Já ao hemisfério direito estão reservadas as funções emocional, artística, receptiva, criativa, intuitiva e meditativa.

O hemisfério esquerdo é onde predomina a organização, catalogação e a rotina das coisas pré-estabelecidas. Já o hemisfério direito explora sua capacidade intuitiva, liberdade criativa e inspiração artística. Todas as ideias, descobrimentos e invenções que impulsionam o progresso do ser humano partem do hemisfério direito.

Quando criança, a pessoa usa os dois hemisférios mais ou menos igualmente e aprende em um só dia 25 vezes mais coisas do que um adulto. Depois vem a idade escolar, onde a maioria desenvolve somente as funções do hemisfério esquerdo e, à medida em que se avança pela vida, este passa a dominar cada vez mais, até reduzir quase que totalmente as funções do hemisfério direito. Pode-se dizer que o hemisfério direito vai se definhando pela falta de uso.

LADO
Esquerdo.

RAZÃO

LÓGICA

CIÊNCIA

CONTROLE

ESCRITA E NÚMEROS

TOMADA DE DECISÕES

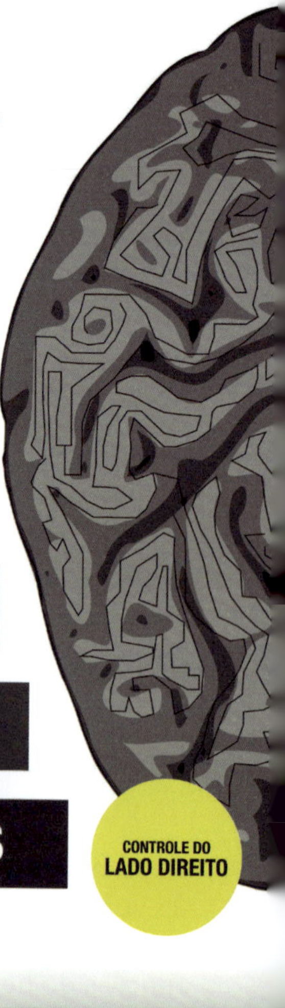

LADO
DIREITO!

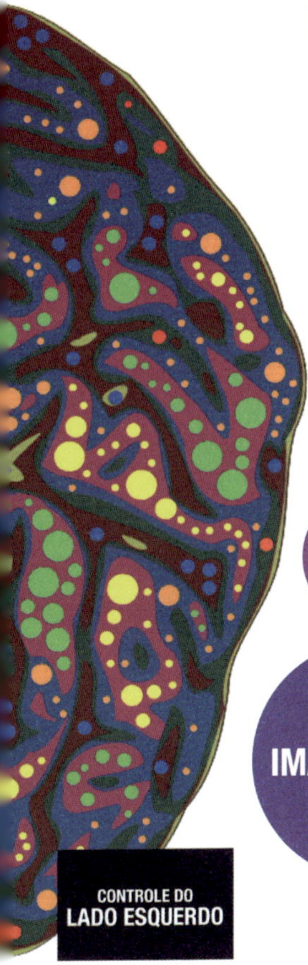
CONTROLE DO
LADO ESQUERDO

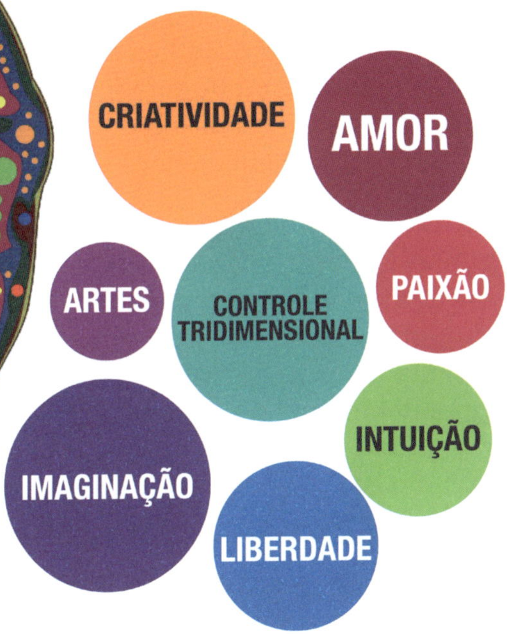
CRIATIVIDADE
AMOR
ARTES
CONTROLE
TRIDIMENSIONAL
PAIXÃO
INTUIÇÃO
IMAGINAÇÃO
LIBERDADE

As funções que cada hemisfério possui.

Para reverter essa atrofia e obter um balanceamento, é preciso nos concentrar na expansão do hemisfério direito, que é a porta de entrada para o inconsciente.

A maioria das pessoas pensam somente com o lado esquerdo do cérebro. Assim, quando se deparam com um problema de difícil solução, ficam com a mente paralisada, sem alternativa. É preciso explorar esse mundo de talento que você tem na cabeça. Desenvolvendo o seu raciocínio lógico, você certamente se tornará uma pessoa muito inteligente. Mas você só será alguém talentoso e criativo quando desenvolver toda sua capacidade de imaginar e de ousar.

Mais de 10 mil pessoas responderam à seguinte pergunta: Quando você tem as melhores ideias? 97% dos entrevistados responderam durante o banho, antes de dormir, conversando, meditando, durante uma caminhada ou nas férias. E apenas 3% das pessoas responderam que é no trabalho que elas têm as melhores ideias. As respostas são surpreendentes se for levado em conta o tempo em que as pessoas passam no trabalho.

Isso acontece porque temos mais de um cérebro, já que o lado esquerdo fica encarregado do trabalho pesado enquanto o direito é responsável pela criatividade, por gerar ideias fora dos padrões estabelecidos.

Todos os grandes gênios que você conhece ou já ouviu falar – como Chaplin, Van Gogh, Pasteur, Einstein e Thomas Edison – exploraram o lado direito do cérebro em busca do original, do incomum e do diferente. E esse diferente você consegue com ousadia e determinação.

Saber utilizar todas as características dos dois lados do cérebro - sendo ao mesmo tempo racional e intuitivo, lógico e emotivo, capaz de usufruir de tudo que o universo coloca à sua disposição - é um desafio, mas é possível. Basta combater a "timidez" do lado direito e convidá-lo a funcionar também.

Uma fonte de ideias

AS GRANDES IDEIAS VÊM TODAS DO hemisfério direito do cérebro. E, para ele trabalhar, você tem que estar relaxado. Sabe como Albert Einstein descobriu a teoria da relatividade? Deitado em uma rede, no fundo do quintal da sua casa, imaginando que viajava em um raio de luz.

E sabe como Arquimedes descobriu o princípio que leva o seu nome? Assim: o rei ganhara de um vizinho uma coroa de ouro e Arquimedes, sábio da corte e reconhecido matemático, foi chamado para descobrir, sem destruir a coroa, se ela era mesmo de ouro ou se tinha prata misturada em sua composição. Arquimedes afirmou que era impossível descobrir, mas o rei não se convenceu e disse que ele tinha cinco dias para resolver o problema. Se não conseguisse, seria decapitado ao final do último dia.

Arquimedes foi para casa, pensou, pensou, até que desistiu de resolver o problema e foi tomar um banho. Estava na banheira quando, de repente, encontrou a solução. Foi então que ele saiu nu pela rua, gritando: Eureca! Eureca! Eureca! (Achei, em grego). Ao tomar banho, relaxado, ele teve a ideia de que a densidade da prata era diferente da densidade do ouro e, consequentemente, eles iriam afundar na água em tempos diferentes.

Ele fez então uma nova coroa de ouro, para não destruir a original, e uma similar de prata, e as submeteu a sucessivas avaliações dentro da água. Foi assim que ele descobriu o que ficou conhecido como o princípio de Arquimedes. Graças a ele, as navegações, naquela época, se tornaram possíveis.

Veja só: Arquimedes deitado na banheira e Einstein deitado na rede. Quem iria imaginar que grandes ideias, que impulsionaram a civilização para frente, nasceram de momentos de reflexão do hemisfério direito do cérebro? Por isso é importante aprender a trabalhar com este lado, que também está ligado ao nosso sistema emocional.

Ou seja: quanto mais você utiliza seu hemisfério direito, mais você modifica a sua percepção. E, à medida que você modifica a sua percepção, mais você modifica a sua realidade.

Para melhorar o desempenho do seu cérebro, é preciso fazer como Einstein e Arquimedes faziam: estimular os dois hemisférios simultaneamente. Fazer ginástica, nadar, dançar, jogar xadrez e ouvir música são algumas maneiras de espantar a "preguiça" do lado direito e fazê-lo trabalhar. Saiba mais sobre elas:

#1

Saia para passear: Vá caminhar, dar uma volta ou correr. Quando seu corpo se move, o lado direito é ativado.

#2

Escute música: Especialmente uma música apenas instrumental ou cantada em uma língua que você não entenda. Ou, melhor ainda, toque um instrumento.

#3

Desenhe, ou pinte um quadro, faça esculturas... Faça representações visuais de seu objetivo ou ideia.

#4

Abuse do humor: O riso libera seus pensamentos da lógica e da linearidade.

#5

Mude seu jeito de se vestir ou mude seu espaço de trabalho, pregue pôsteres inspiradores na parede, reordene sua estante ou guarda-roupa... Mova qualquer coisa afim de renovar a "ordem de sempre".

#6

Visualize a solução que você tanto batalha para encontrar racionalmente (veja com os olhos da mente).

Memória

É A CAPACIDADE QUE O CÉREBRO tem de armazenar, reter e recordar informações. A mente trabalha a informação a partir da memória, que está lá guardada, pronta para ser usada. Conforme a idade avança, a memória decai, diminuindo nossa capacidade de recordar.

Entretanto, certa vez, atendi uma adolescente, Olivia***, que com 15 anos já apresentava uma memória problemática e dificuldade de concentração. A grande culpada? A pressa causada pela rotina diária. Como a maioria dos adolescentes, ela ficava conectada o dia todo, e dormia com o celular ligado. Estava sempre com pressa, fazendo tudo ao mesmo tempo, com a adrenalina a mil por hora. Um pouco de adrenalina deixa a mente alerta e a memória vigilante, mas quando a sua concentração é muito grande e a tensão se arrasta, o benefício desaparece. Aí nosso cérebro falha e funções como a memória acabam prejudicadas.

Expliquei que se o celular permanece ligado durante a noite, o cérebro não consegue descansar, e o sono não será reparador o suficiente - o que prejudica a memória.

Pedi, então, para ela fazer o relaxamento antes de dormir, com o celular no modo avião ou desligado, e sem barulhos ou interferências. Com isso, ela passou a dormir a noite inteira, melhorando a memória, a concentração e diminuindo a sua ansiedade.

Adotando alguns hábitos saudáveis, é possível melhorar a sua qualidade de vida e, consequentemente, a sua memória, já que o estresse e a ansiedade a "apagam". Confira esses hábitos no capítulo seguinte.

*** Os nomes foram alterados para manter a privacidade dos pacientes.

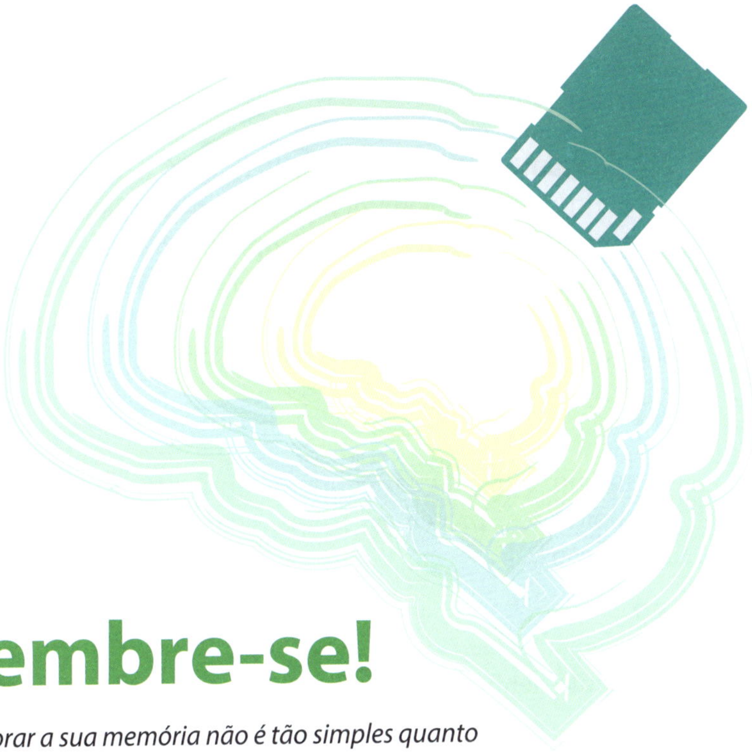

Lembre-se!

Melhorar a sua memória não é tão simples quanto inserir um cartão SD no computador, mas com as dicas abaixo essa tarefa pode ficar mais fácil.

1. **Fazer exercícios físicos** ajuda a sua memória, pois aumenta o volume da massa cinzenta relacionada a ela.

2. **Dormir bem** é fundamental para guardar as informações adquiridas ao longo do dia, pois entre as funções do sono e do sonho está a consolidação de memórias de longo prazo. Quem sofre de insônia tem a memória prejudicada.

3. **Pratique ginásti ca cerebral.** Crie oportunidades para que seu cérebro aprenda coisas novas todos os dias . Quanto mais o utilizar, mais ele ficará fortalecido. Xadrez e palavras-cruzadas são indicadas para o fortalecimento da memória.

4. **Quebre a rotina**, ela é inimiga da memória. As emoções modulam constantemente a forma como os dados e os acontecimentos são guardados na memória.

5. **Relaxe.** Estar relaxado é fundamental para manter a atenção e conserva a memória. A tensão e a ansiedade prejudicam a memória.

Alimentação

MANTER UMA ALIMENTAÇÃO EQUILIBRADA e variada é essencial para o funcionamento do cérebro. Ela é um fator importante para seu bom desempenho, pois ele consome cerca de 20% da energia disponível em seu organismo. O seu humor, seu raciocínio e a memória dos seus neurônios dependem do que você come. Por isso:

#1

Inclua uma grande variedade de alimentos em sua dieta (carboidratos, proteínas, frutas, cereais, verduras, legumes, grãos...);

#2

Não pule nenhuma refeição;

#3

Evite comidas processadas e industrializadas;

#4

Coma ovo: a colina é um micronutriente encontrado na gema do ovo e na lecitina da soja. Ela é produzida em pequenas quantidades pelo organismo, por isso deve ser adquirida por meio da alimentação. Ela é a matéria-prima para a síntese da acetilcolina, que atua na inter-relação das células da memória;

#5

Mastigar várias vezes antes de engolir facilita a digestão e otimiza a absorção de nutrientes;

#6

Inclua na sua dieta a ingestão de peixes como salmão, atum e sardinha. Eles fornecem ácido graxos ômega 3, em especial o DHA (ácido docosaexaenoico), que está associado a um melhor desempenho de leitura e memória. Isso ocorre porque o ômega 3, um tipo de gordura benéfica, compõe os neurônios, melhorando a transmissão de informação entre eles. Pelo mesmo motivo, inclua nas refeições a semente de linhaça;

#7

Suco de laranja, acerola, goiaba, ricos em vitamina C e triptofano, estimulam a produção e a liberação de neurotransmissores, como a serotonina, responsável pela sensação de prazer e bem-estar;

#8

Priorize as gorduras monoinsaturadas e as poli-insaturadas presentes nas oleaginosas (nozes, castanhas, amendoins) e nos azeites;

#9

A maçã é fonte de fisetina, um composto que estimula os mecanismos cerebrais associados à memória. A ingestão de uma maçã já garante a quantidade necessária de fisetina para um dia. Morango, kiwi, laranja, pêssego, espinafre e cebola também são fontes dessa substância;

#10

As frutas vermelhas contêm flavonoides, que possuem efeitos benéficos na aprendizagem e na memória, porque protegem os neurônios. E o melhor: elas ainda são capazes de reverter casos de déficit de memória.

Adquirindo esses hábitos e melhorando sua alimentação, você logo perceberá um melhor desempenho do seu corpo e cérebro. Acredite!

Estresse

AS PESSOAS SE ESTRESSAM a todo momento. Estamos vivendo uma fase de excessos, com diversas tarefas, informações e deveres para digerir e, com isso, a pressa se tornou comum na rotina do ser humano. É um sentimento de preocupação constante. Corremos demais e nosso corpo e nossa mente não conseguem acompanhar tanta demanda. Esse modo de vida exige mais do que podemos dar.

O estresse, de uma forma moderada, é fundamental para se obter um bom desempenho nas tarefas cotidianas. Quando você começa a se sentir estressado e sob pressão, seu cérebro dispara cargas de cortisol e adrenalina, os hormônios responsáveis por acelerar nosso coração. A adrenalina, que dá ânimo e energia, faz com que a pessoa preste mais atenção, produza mais e seja mais criativa. Já o cortisol é responsável por manter a estabilidade emocional e controlar o nível de estresse. O problema é que, se o cortisol se manter alto e constante durante todo o dia, o organismo passa a ficar sem nutrientes: a energia do corpo é reduzida, prejudicando a produtividade e esgotando a capacidade de adaptação. Além disso, o estresse crônico leva ao encolhimento do hipocampo, o centro da memória no cérebro.

Quando você se acalma, o cérebro libera endorfinas, analgésicos naturais, e produz outras substâncias que cortam o processo do estresse e diminuem os níveis de cortisol. É preciso aprender a lidar com estresse.

Identificar o que o tira do sério, praticar relaxamentos e meditações, ter pensamentos mais otimistas e dormir de 6 a 8 horas por noite são algumas estratégias antiestresse. Para desacelerar, faça uma respiração nasal lenta e profunda. Essa simples atitude induz ao relaxamento e traz lucidez, fazendo com que você, aos poucos, se recupere. Aí sim, mais calmo e tranquilo, com certeza você achará as soluções ou respostas que precisa.

Cérebro

O CÉREBRO É UMA MÁQUINA MARAVILHOSA que desempenha várias funções, tais elas como: controlar a temperatura corpórea, a frequência cardíaca, a respiração, os nossos sonhos, nossos pensamentos e nossas emoções, receber informações vindas dos nossos sentidos (audição, visão, olfato, tato e paladar) e controlar os movimentos físicos (falar, andar, sentar e ficar de pé). Tudo é organizado e dirigido pelo nosso cérebro. Pesando pouco mais de 1kg e representando apenas 2% do peso total de um homem adulto, ele é responsável por gastar 20% de toda a energia despendida do corpo.

Mudanças simples no estilo de vida são fatores que podem favorecer positivamente o funcionamento cerebral, além de facilitar a captação dos neurotransmissores, essenciais à memória, inteligência, criatividade e bom humor.

O que o estresse faz com o seu corpo?

Cabeça
Humor instável, irritabilidade, raiva, depressão, tristeza, falta de energia, problemas de concentração, dificuldade para dormir, dor de cabeça, distúrbios de ansiedade e ataques de pânico.

Pele
Acne, alergias, dermatite seborreica e envelhecimento precoce.

Coração
Aumento da pressão arterial, da frequência dos batimentos cardíacos e dos níveis de colesterol, além de casos de enfarte.

Articulação e músculos
Dores, tensão e redução da densidade óssea.

Estômago
Cólicas estomacais, refluxo, enjoos e sensação de peso.

Pâncreas
Diabetes.

Intestino
Síndrome do cólon irritável, diarreia e constipação.

Sistema reprodutivo
Diminuição da libido. Nos homens ocorre uma queda de produção de esperma; nas mulheres ocorre um aumento das cólicas.

Sistema imunológico
Diminuição da capacidade de defesa. A recuperação de doenças torna-se mais lenta em pessoas estressadas.

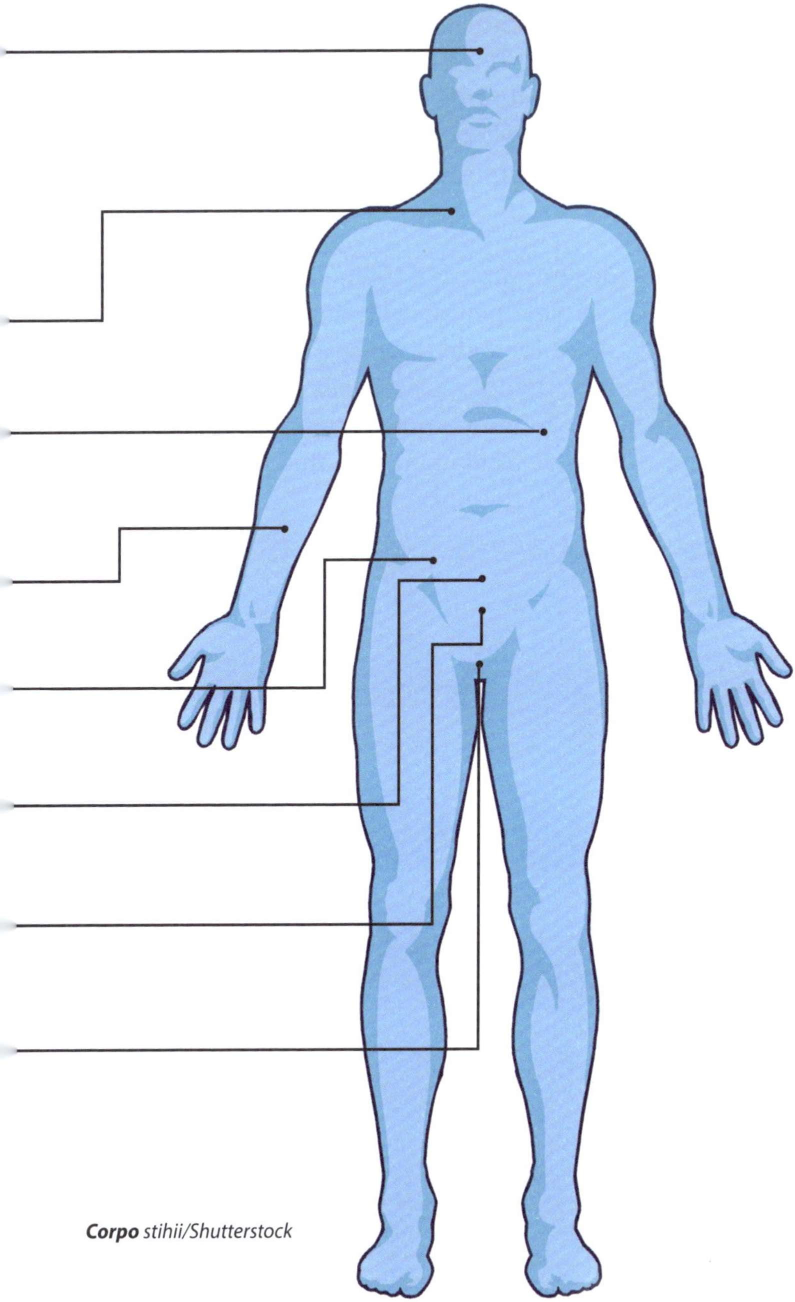

Corpo stihii/Shutterstock

Então, cuide do seu cérebro, pois ele é um músculo que tende a ficar mais forte à medida em que é usado. Para que ele possa funcionar perfeitamente, é preciso exercitá-lo e estimulá-lo. Com isso, podemos melhorar a memória, concentração, velocidade de raciocínio, foco, criatividade, disciplina, raciocínio lógico e pensamento lateral.

Outra dica importante é treinar o cérebro para que ele funcione cada vez melhor. O treinamento é simples, mas exige regularidade e dedicação. Crie oportunidades para seu cérebro aprender coisas novas todos os dias. Mesmo que você não tenha muito tempo, lembre-se que 10 minutos diários de treinamento mental já são suficientes para melhorar seu desempenho.

CAPÍTULO 3

Fortaleça seu cérebro

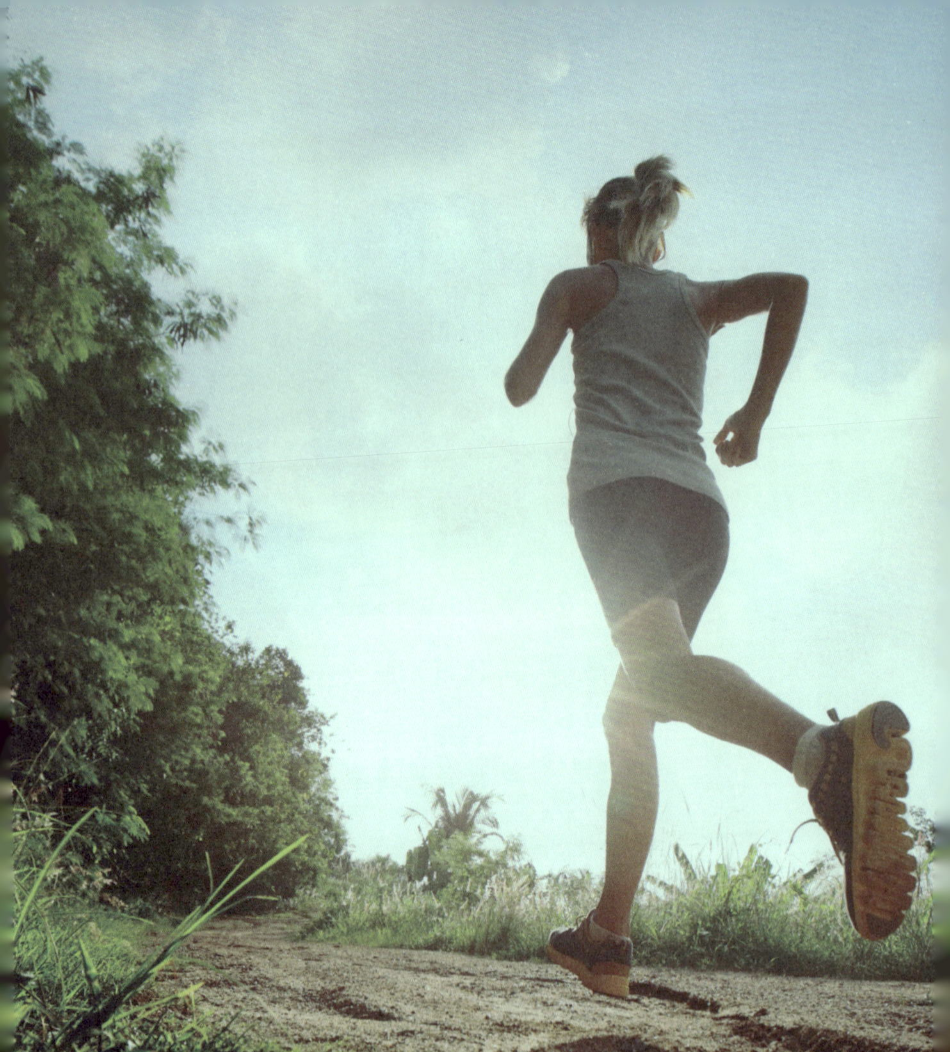

UMA MENTE FORTE É TUDO o que você precisa para aprender de maneira mais rápida e eficiente. Confira a seguir os principais hábitos que você deve adotar no seu dia a dia para preservar e melhorar a sua capacidade cerebral.

#1 Faça exercícios físicos

Os exercícios físicos fortalecem os circuitos cerebrais, que são responsáveis pelas funções executivas, como analisar um problema, fazer uma conta matemática ou finalizar uma tarefa complexa. Os exercícios também melhoram a circulação do corpo, levando proteínas e nutrientes para o cérebro. Para sentir os resultados, é preciso colocar o corpo em ação por pelo menos 30 minutos por dia. Vale praticar exercícios leves, como uma boa caminhada.

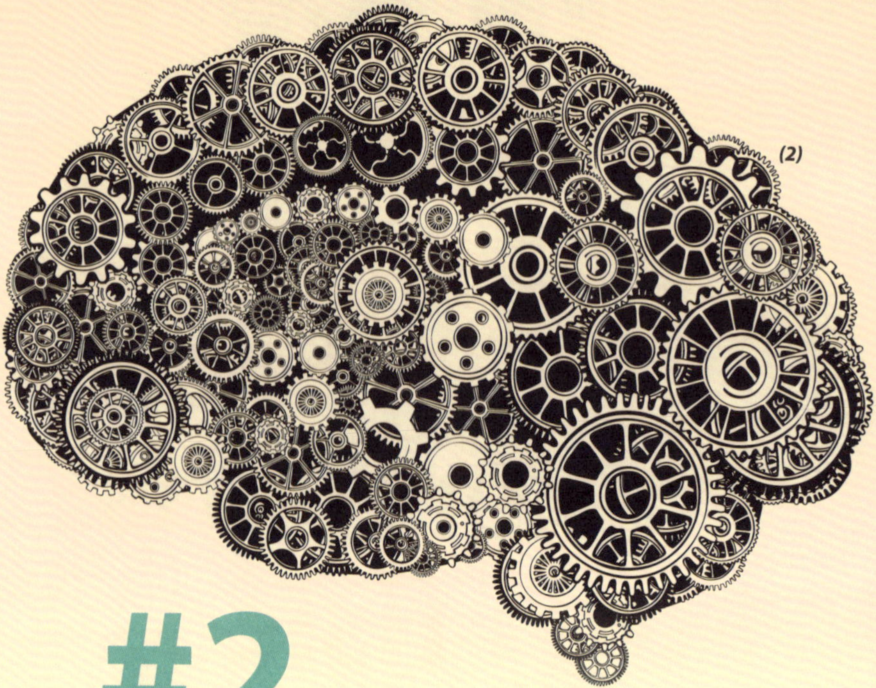
(2)

#2 Faça exercícios mentais

O cérebro é o tipo de órgão que, quanto mais você usa, mais ele fica ativo. Estudar, ler, usar a criatividade... tudo isso contribui para afiar a mente. Praticar palavras cruzadas e jogos de tabuleiro como xadrez e dama aperfeiçoam os poderes de raciocínio. A melhor dica é aprender algo novo, criando novas conexões neurais e aumentando a capacidade cognitiva.

#3 Concentre o foco

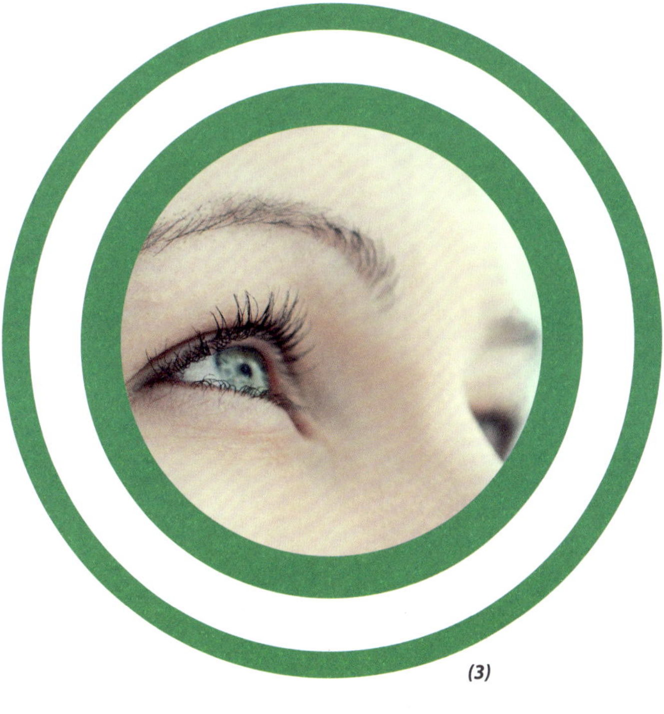

(3)

Ficar ligado em uma só tarefa por vez, entendê-la e dedicar-se a ela, consolida o aprendizado e faz o cérebro ficar ligado.

#4

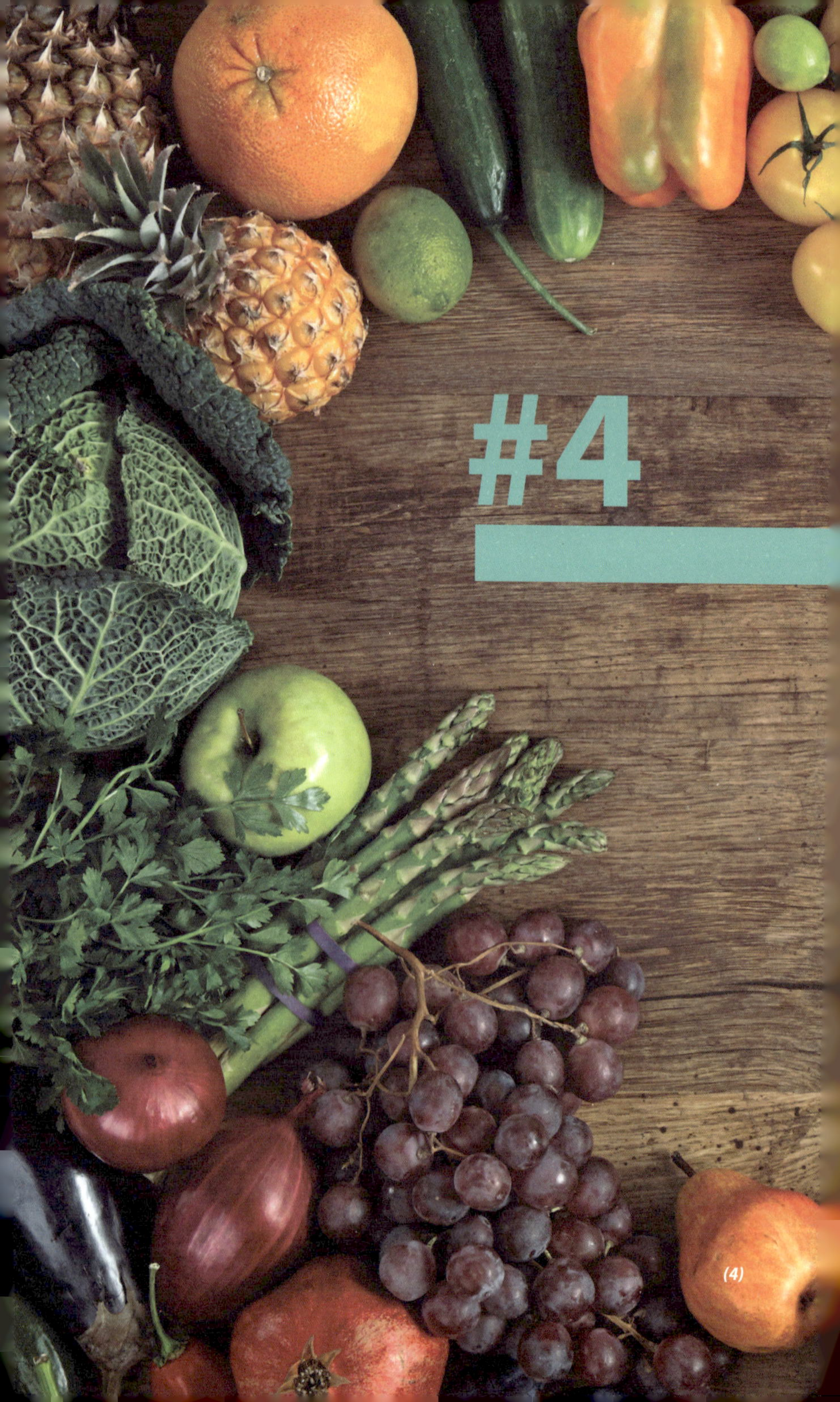

(4)

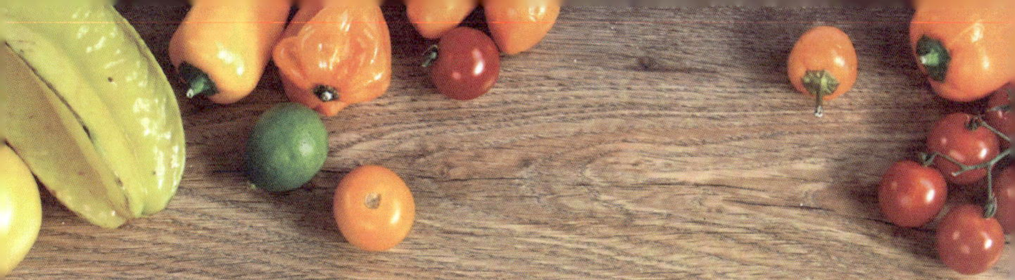

Mantenha uma dieta equilibrada

Para funcionar corretamente, nosso cérebro retira a energia que precisa da comida que você ingere e do oxigênio que você respira. Para ter energia, o cérebro precisa de muita glicose. Por isso, ter uma alimentação equilibrada e variada é essencial para garantir a saúde do seu cérebro e deixa-lo mais resistente para combater os efeitos negativos do estresse e do envelhecimento.

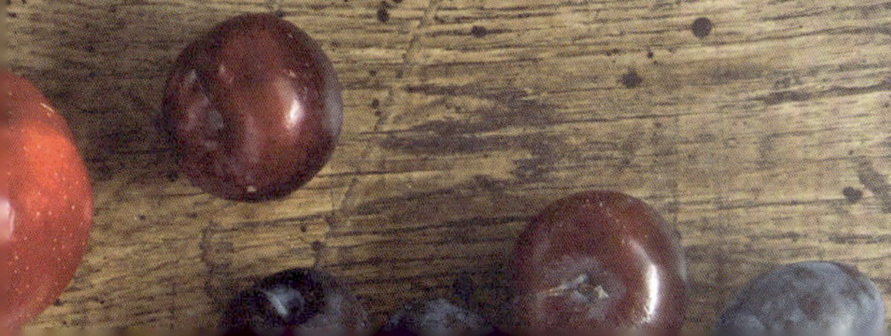

#5 Aprenda a relaxar

O acúmulo de funções e a correria do dia a dia geram estresse e prejudicam todo o organismo, inclusive o cérebro. Para evitar esse distúrbio, você pode relaxar e meditar, práticas que reduzem o estresse e a ansiedade e fortalecem o cérebro. Isso porque os dobramentos corticais, que são o processo pelo qual a superfície do cérebro se altera para criar dobras, aumentam com a prática da meditação. Quanto mais dobras, maior a capacidade do cérebro de processar as informações que recebeu.

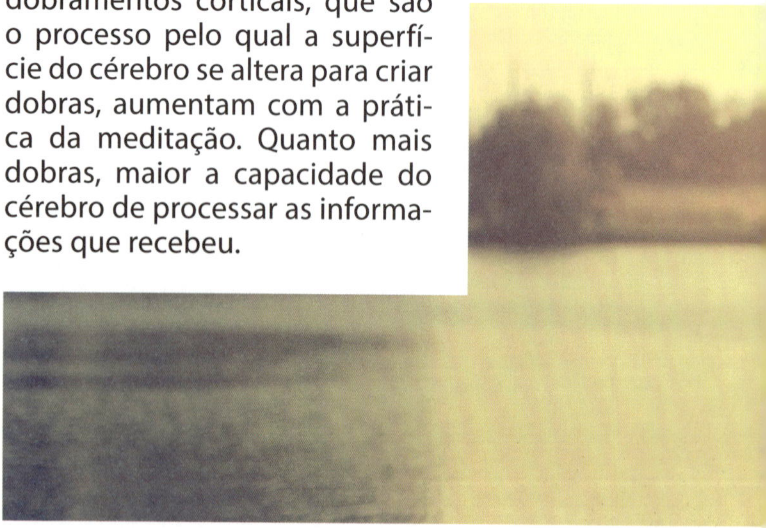

#6 Visualize o que deseja

Estudos comprovam que os exercícios de visualização ativam a capacidade mental. O cérebro não distingue o que de fato aconteceu daquilo que você imagina que tenha acontecido. Pratique fazendo pequenos "filmes mentais" de tudo que aprender. Dessa maneira, o cérebro registra com muito mais facilidade e você poderá relembrá-los com facilidade.

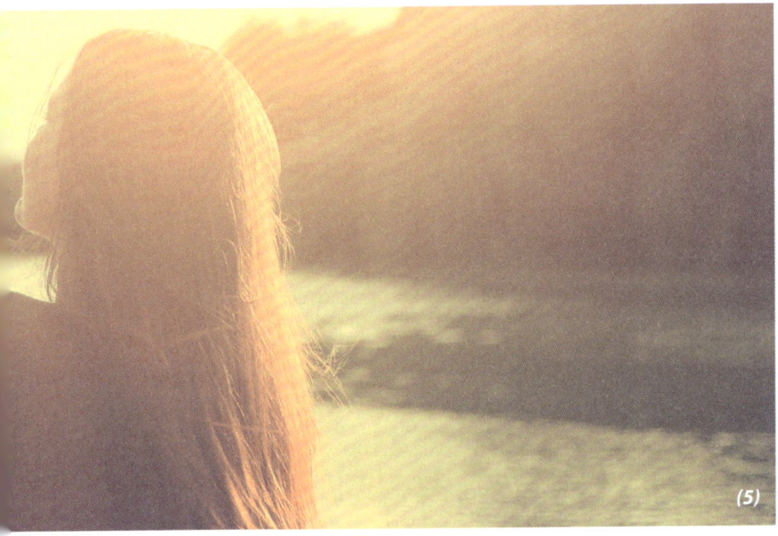

(5)

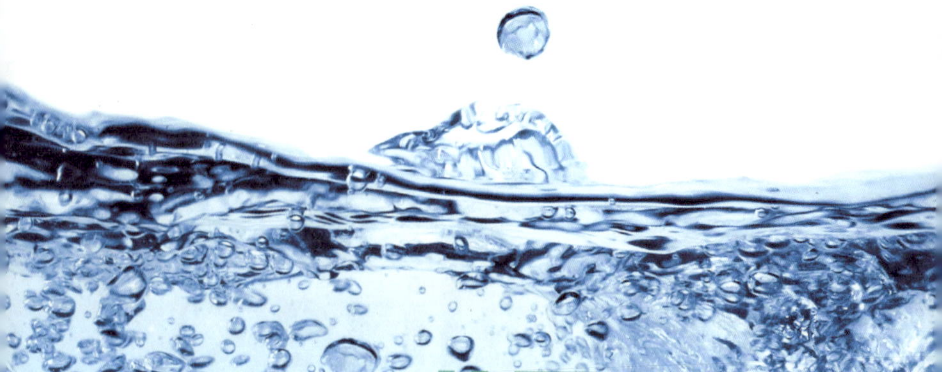

#7
Beba água

O corpo de um adulto é formado, em média, por 60 a 65% de água. Quando há uma queda de 5% neste percentual de água corpóreo, há também uma queda de quase 30% no desempenho do cérebro. Se a pouca ingestão de água se torna um hábito, o cérebro começa a se adaptar para sobreviver, mas sua capacidade de funcionamento pleno vai ficando a desejar. A água é necessária para todo e qualquer processo biológico, reação química ou ação mecânica que ocorra no corpo. Ela é crucial para o desempenho mental e físico, difundindo o oxigênio por todas as células e, por ser um eficiente condutor de eletricidade, ajuda na passagem de informações de um neurônio para outro, dentro da rede de comunicação cerebral. Estudos especulam ainda que a água melhora o tempo de reação do cérebro aos estímulos e que a falta dela pode tornar mais lenta a reação e a atenção na realização de tarefas com as mãos. O recomendável é que você não espere a sensação de sede chegar. Crie o hábito de beber oito copos de água por dia e não se esqueça de ingerir a primeira dose logo ao se levantar pela manhã, ainda em jejum.

(6)

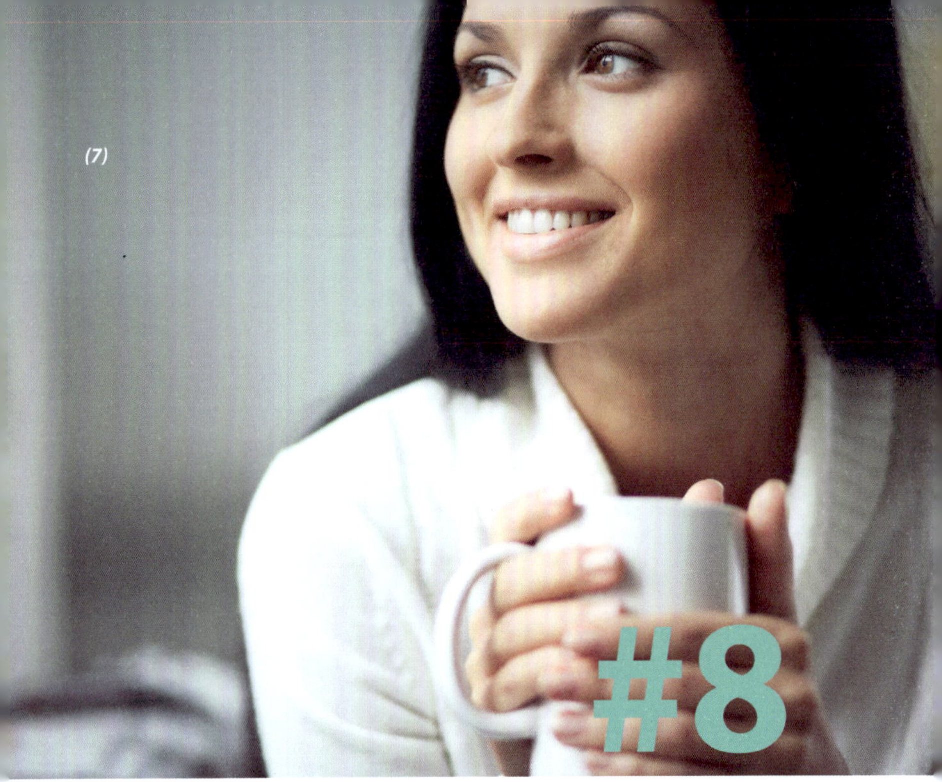

#8 Faça pausas ao longo do dia

Após 1 hora de trabalho ou estudo, tire um intervalo de cinco minutos. Está provado que fazer pequenas pausas ao longo do dia aumenta a produtividade e concentração. Isso é tudo o que a sua mente precisa para voltar a funcionar com gás total.

#9
Seja positivo

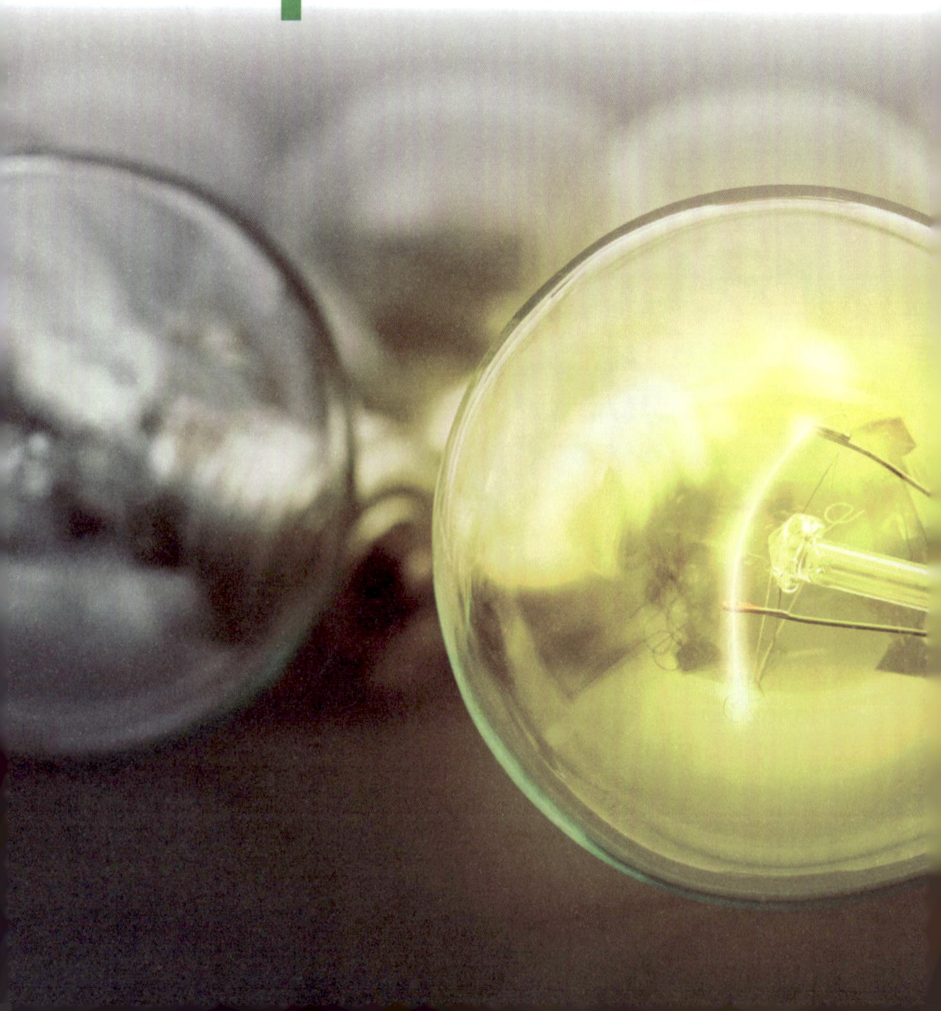

Ficar focado constantemente em pensamentos negativos afeta a química do cérebro, fere a visão positiva da vida e retarda a mente, podendo chegar ao ponto de limitar o bom funcionamento mental e criar uma depressão. Por outro lado, o pensamento positivo, alegre, esperançoso e otimista diminui o cortisol e produz serotonina, criando uma sensação de bem-estar. Isso ajuda no funcionamento do cérebro, aumentando sua capacidade máxima.

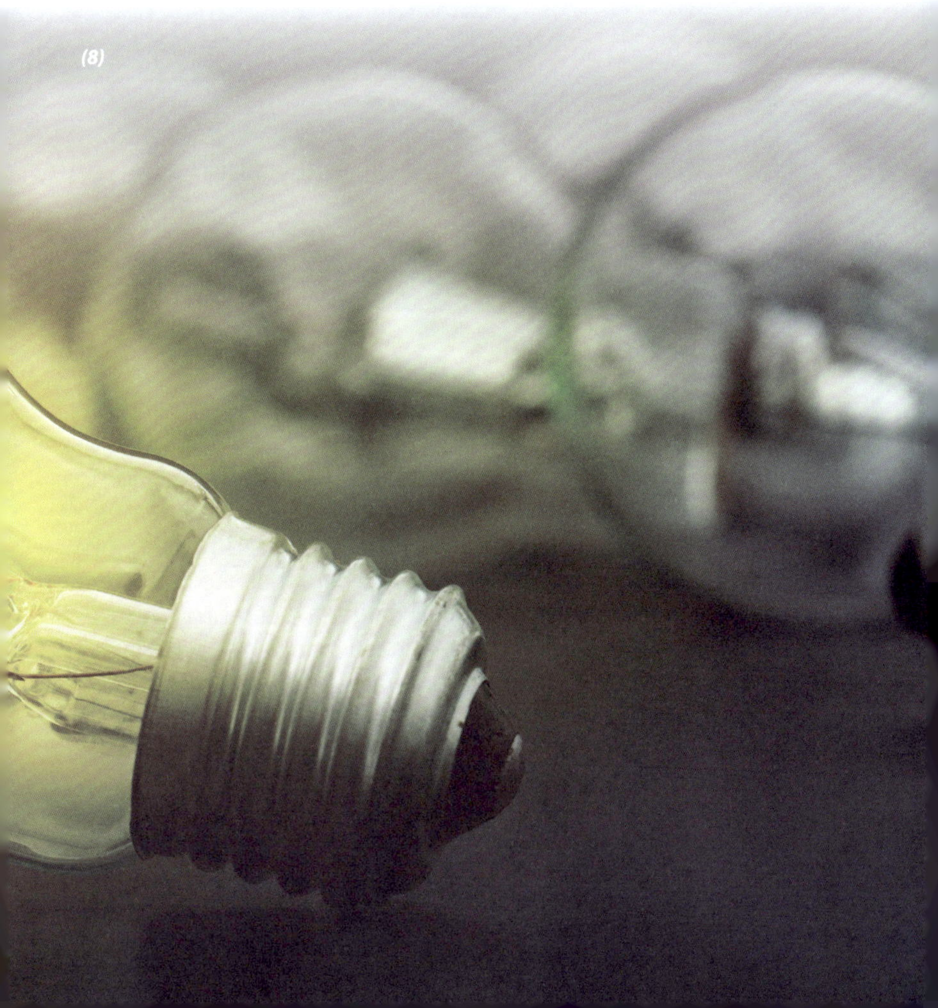

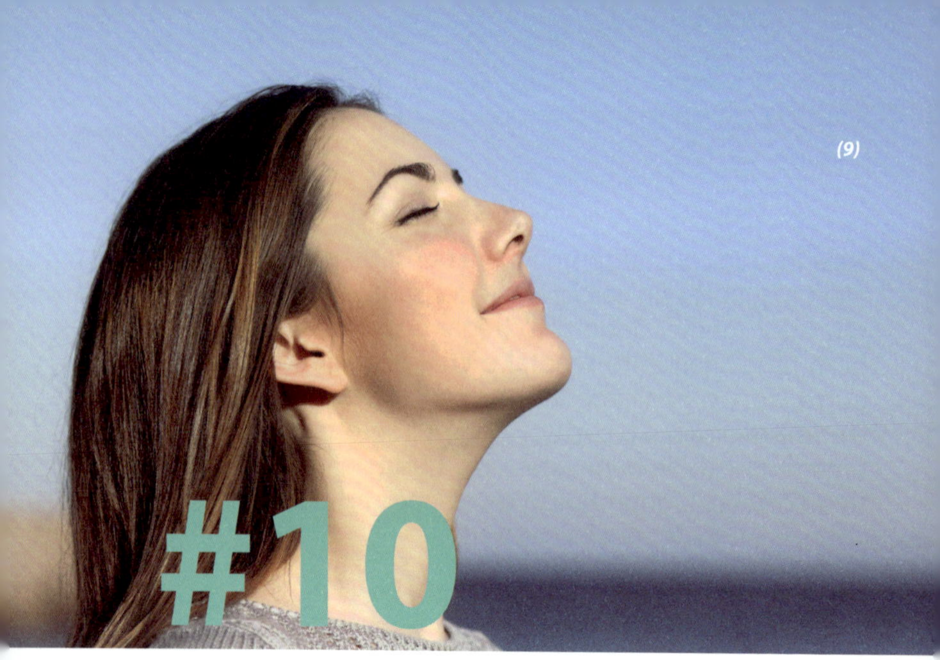

#10 Controle a respiração

Respirar pausadamente e de maneira profunda melhora a expansão do circuito cerebral e da memória. Quando respiramos dessa maneira realizamos a troca de oxigenação no corpo. Controlando a respiração há uma liberação de energia que fortalece a mente. A cada aprendizado nosso, um circuito cerebral é fechado. Quem respira mal não consegue fechar um circuito cerebral, não oxigena o cérebro e, consequentemente, não consegue aprender. Jogue a favor da sua mente. Respire sempre de maneira pausada e profunda.

CAPÍTULO 4

Maus hábitos

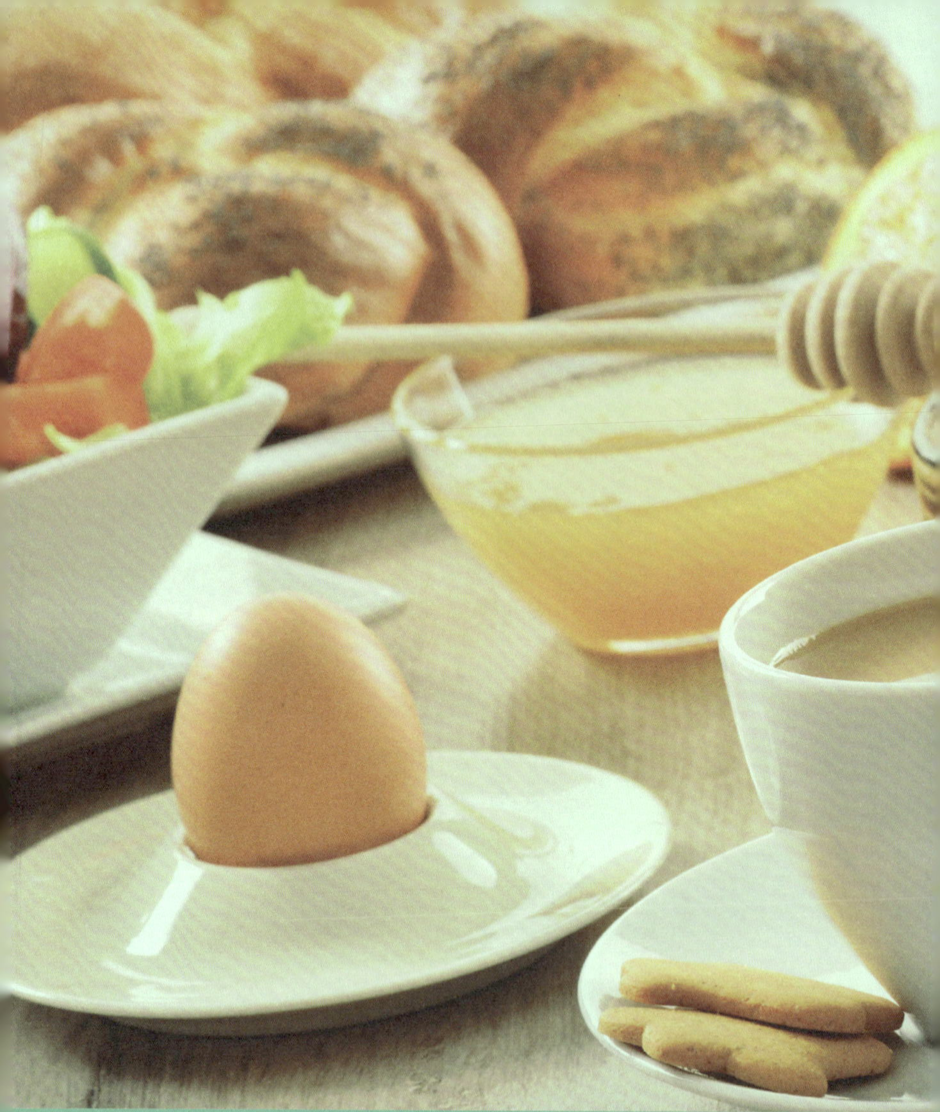

ALGUNS COSTUMES ATRAPALHAM o funcionamento do cérebro e, como consequência, dificultam o processo de estudo e aprendizagem. Veja agora as práticas que devem ser evitadas no seu dia a dia.

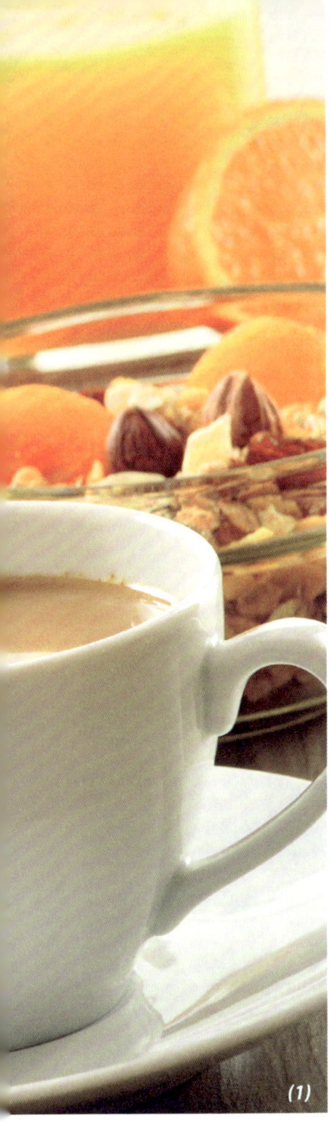
(1)

#1 Não tomar café da manhã

A pessoa que não toma café da manhã tem baixo nível de açúcar no sangue. Isso gera uma quantidade insuficiente de nutrientes ao cérebro, causando aos poucos a sua degeneração.

#2 Comer demais

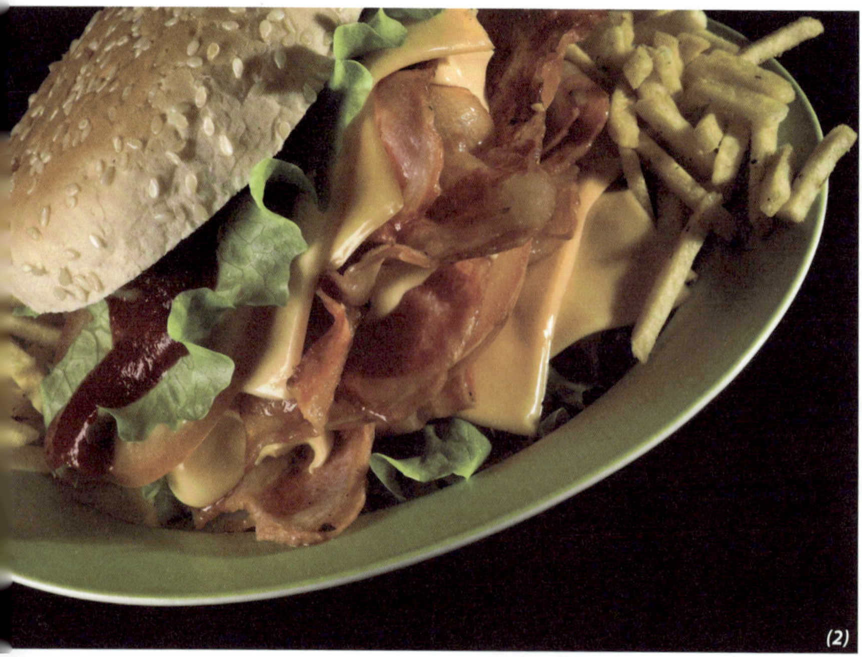
(2)

Isso causa o endurecimento das artérias do cérebro, resultando também na baixa capacidade mental.

#3 Fumar

Fumar causa a diminuição do tamanho cerebral e pode promover o mal de Alzheimer.

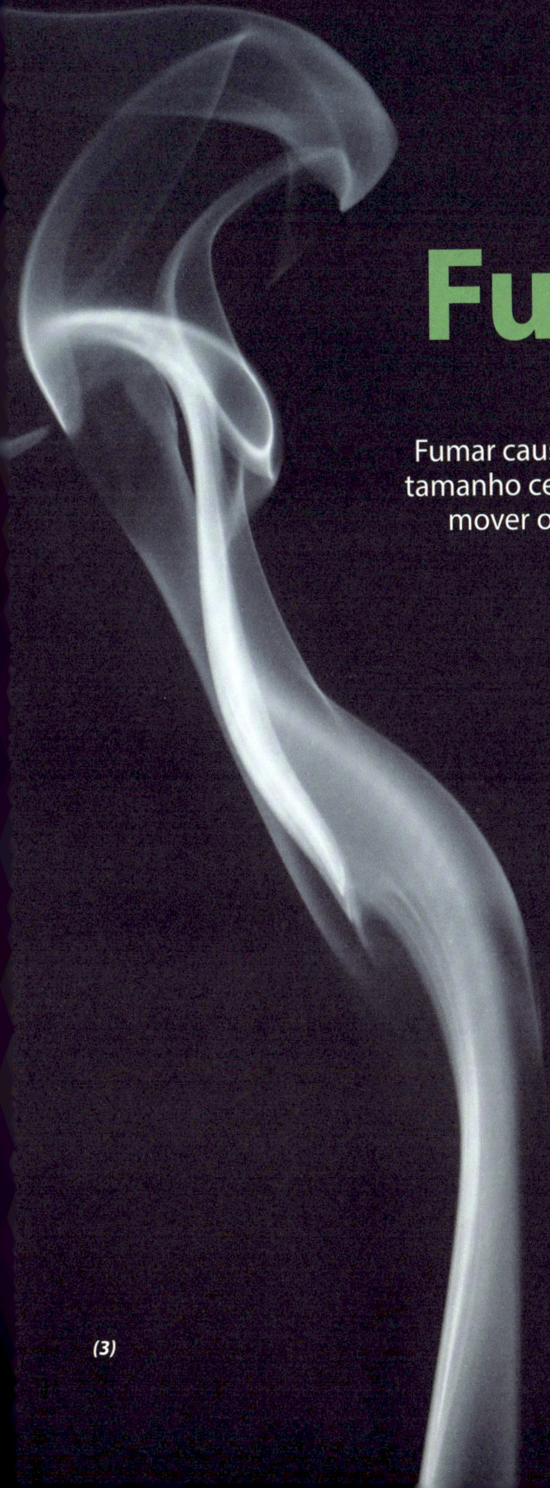

(3)

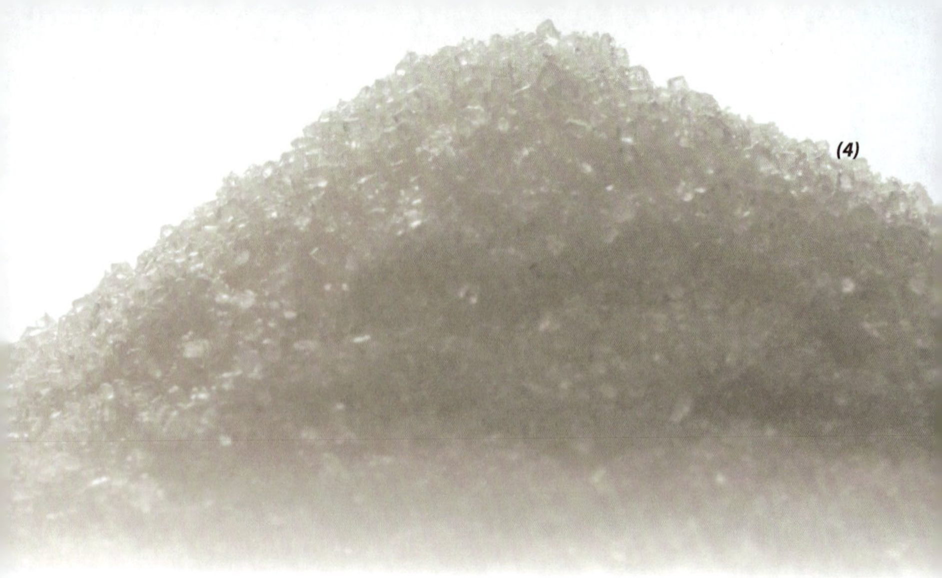

#4 Consumir altas doses de açúcar

O alto consumo de açúcar interrompe a absorção de proteínas e outros nutrientes, causando má nutrição e podendo interferir no desenvolvimento do cérebro.

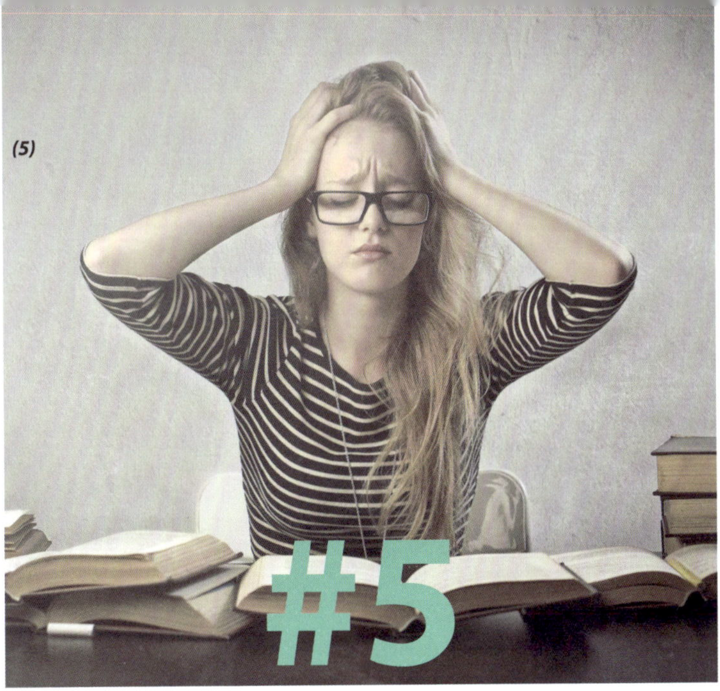

#5 Viver estressado

Vivemos em constante pressão. Prazos, cobranças, o trânsito, problemas a resolver... Parece que o tempo todo alguém ou alguma situação está nos interrompendo e nos tirando da tranquilidade. Ficamos estressados e reclamamos disso. Para mudar a forma como lidamos com a pressão, precisamos ter uma perspectiva diferente da vida. Mudando a forma de encarar a situação, podemos chegar ao ponto em que nossos sentimentos também se transformam. Não podemos ficar estressados ou irritados porque não conseguimos comprar, ganhar ou realizar aquilo que queremos. O que nós temos que fazer é aceitar o resultado, compreender e enxergar porque não deu certo, e aí sim tentar melhorar mais e, se possível, sem estresse, ansiedade ou culpa.

#6 Dormir pouco

Dormir permite ao cérebro descansar. Dormir menos que o necessário ou de maneira insatisfatória prejudica o desempenho intelectual, a memória e a concentração. Quem dorme mal tem dificuldade para focar a atenção. Como consequência, tem mais dificuldade de se lembrar de algo. Em média, um adulto precisa dormir de sete a oito horas por dia. Para saber se o seu sono está satisfatório, observe se você acorda relaxado e bem disposto. Evite usar aparelhos eletrônicos, ver TV ou pensar em coisas negativas antes de dormir. Tudo aquilo que você faz trinta minutos antes de se deitar é o que você levará para o sono.

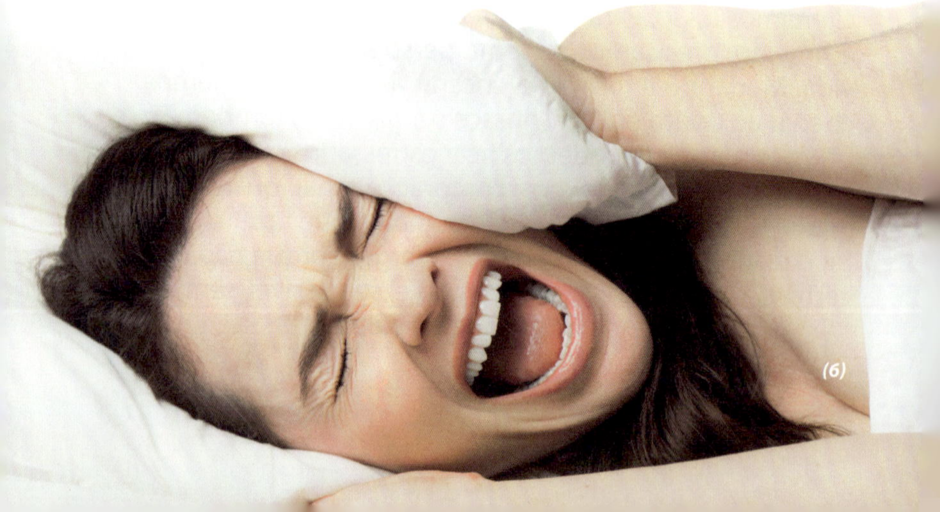

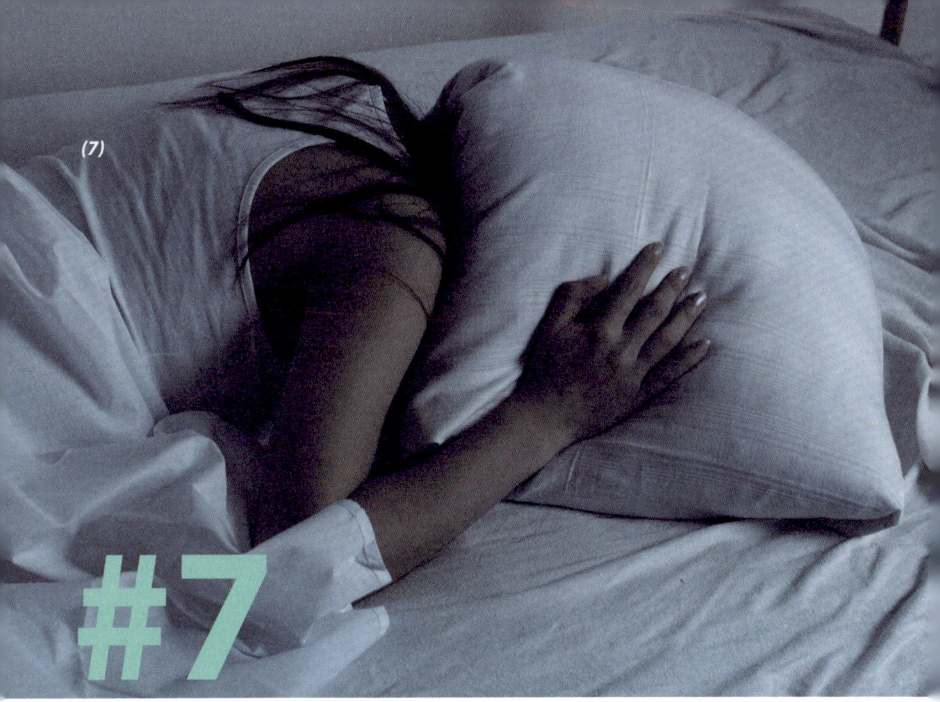

(7)

#7

Dormir cobrindo a cabeça

Dormir com a cabeça coberta aumenta a concentração de dióxido de carbono e diminui o oxigênio, causando efeitos adversos ao nosso cérebro.

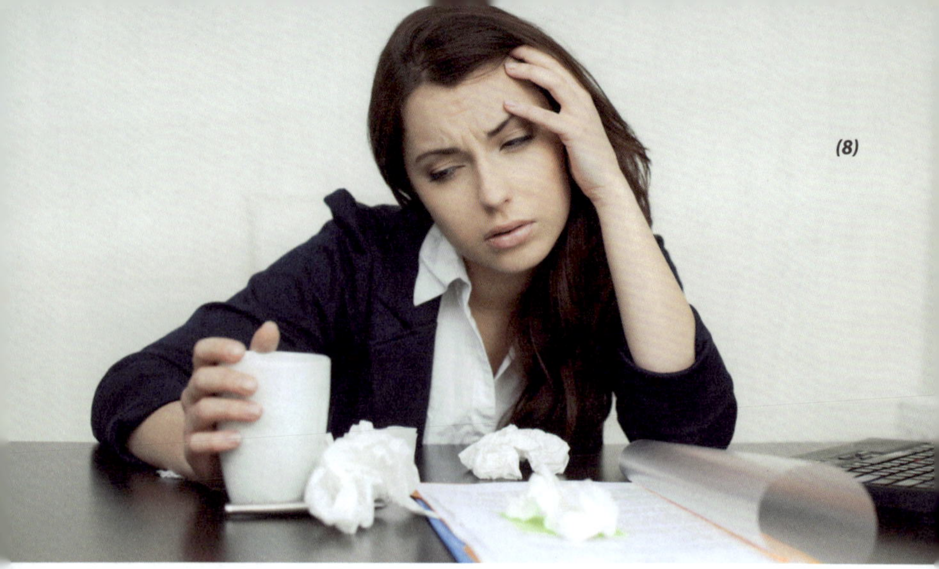
(8)

#8
Fazer o cérebro trabalhar quando estamos doentes

Trabalhar e estudar quando você está doente dificulta as respostas fornecidas pelo cérebro, prejudicando-o.

#9 Procrastinação

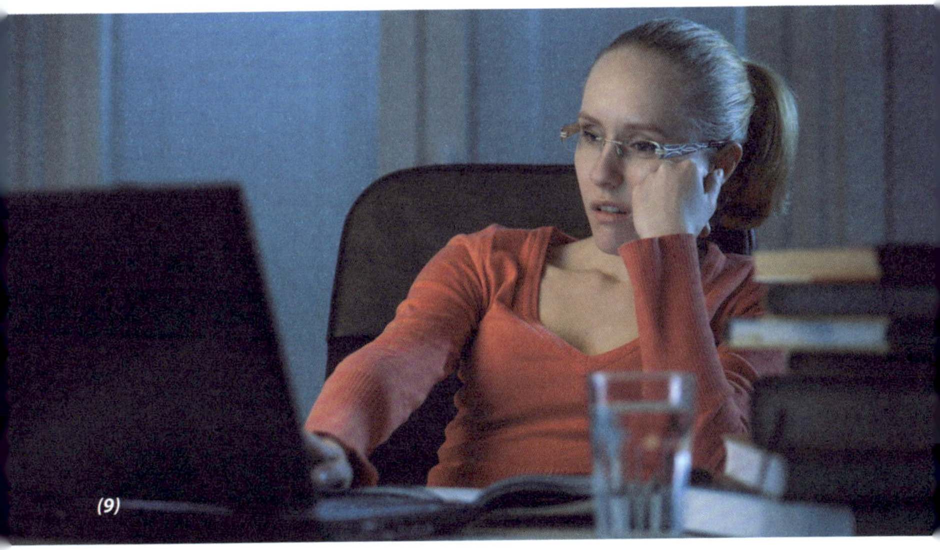
(9)

Adiar tudo, deixar para o dia seguinte, empurrar com a barriga: para algumas pessoas, a procrastinação torna-se um estilo de vida. Mesmo sabendo dos prazos, elas deixam tudo para depois. Pode ser uma maneira de encontrar conforto quando nos deparamos com uma atividade que não gostamos. Mas saiba que não há nenhum aspecto positivo no vício de procrastinar. A procrastinação não tem lado bom.

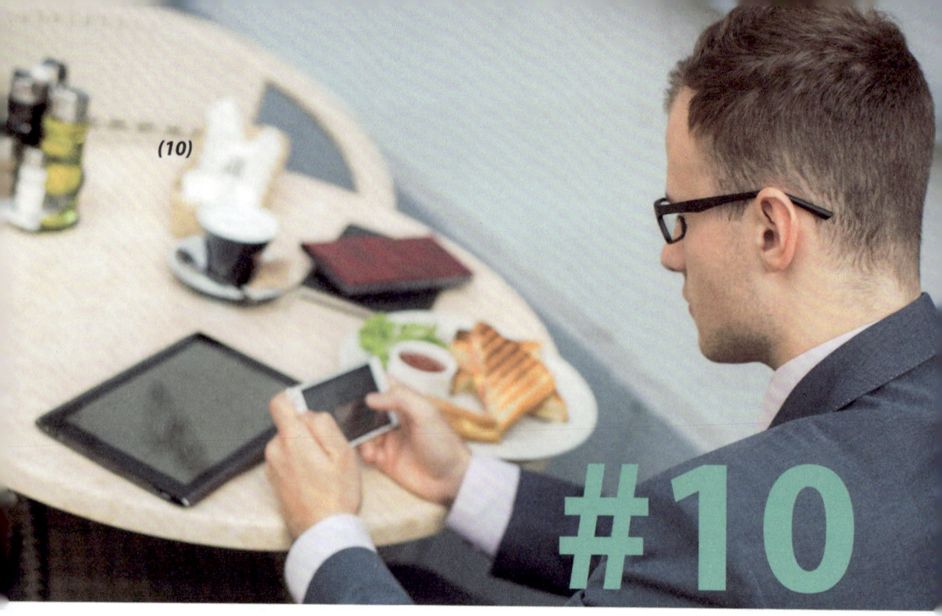

#10 Tecnologia em excesso

A presença da tecnologia é cada vez mais inerente ao nosso dia a dia. Passamos diversas horas em dispositivos, verificando redes sociais e e-mails, o que nos torna dependentes da internet. Além disso, eles nos passam uma falsa sensação que podemos fazer diversas coisas ao mesmo tempo, enquanto nosso cérebro absorve somente uma coisa de cada vez. Quando tentamos fazer duas ou três coisas simultaneamente, o risco de erro é muito maior, já que o cérebro tem mais dificuldade de guardar os dados na memória.

PARTE 2

O método

CAPÍTULO 5

Aprendizagem acelerada

(1)

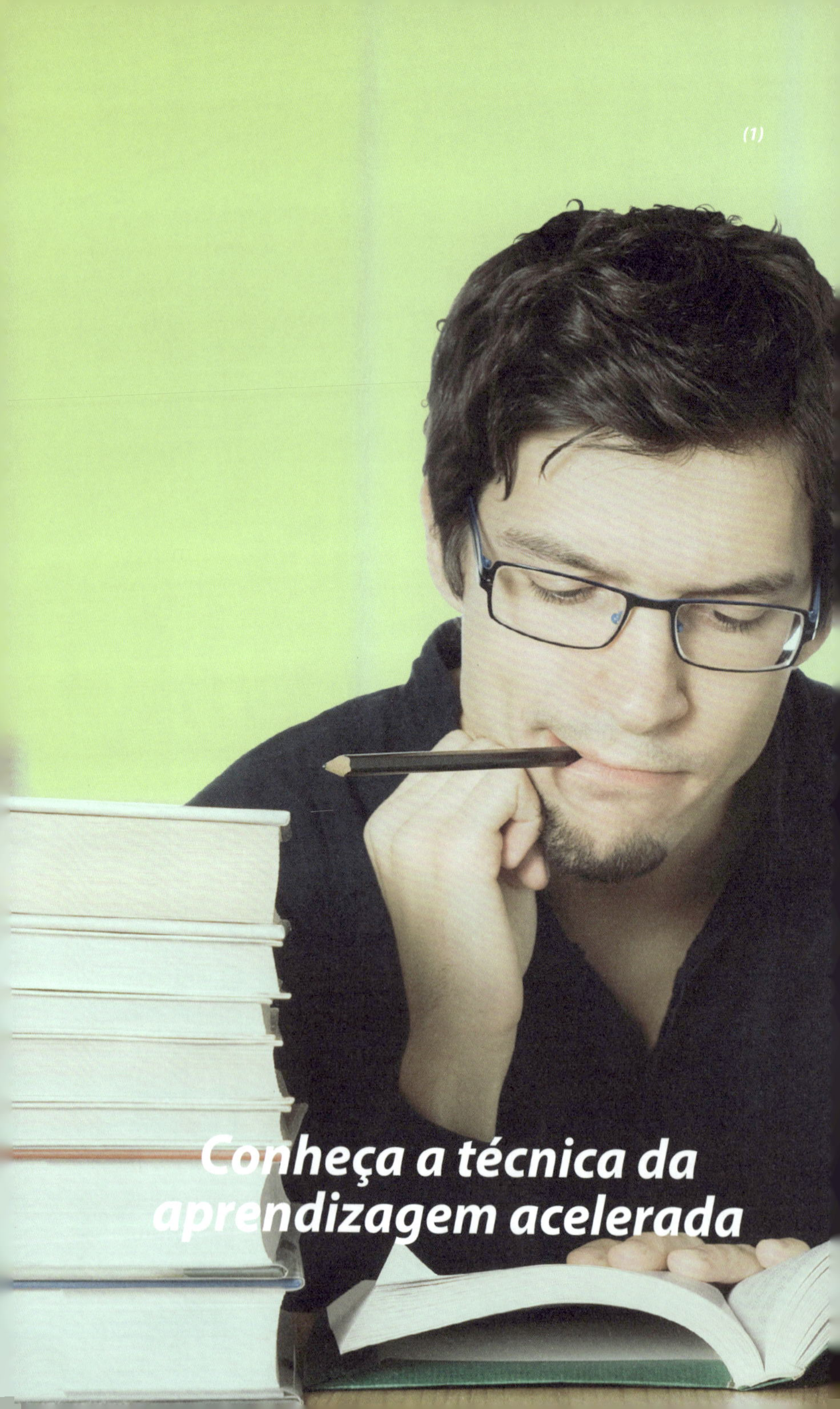

Conheça a técnica da aprendizagem acelerada

Agora vou explicar uma técnica de estudo muito simples, que fará você aprender em uma hora o que costuma aprender em uma semana. Basta você acreditar e seguir o método. Seguindo esta técnica, o aluno aprende a obter um estado de relaxamento que o torna alerta e mais focado.

As técnicas de aprendizagem acelerada estão sendo aplicadas hoje como ferramenta para os estudos em todos os níveis, para a leitura acelerada de livros e para o aprendizado acelerado de línguas estrangeiras. Por suas características e aplicações, e por conseguir resultados tão imediatos, a aprendizagem acelerada faz com que o aprendizado se torne agradável, satisfatório, divertido e muito motivador. O preconceito de que estudar é algo penoso e difícil está sendo derrubado pela rapidez, pelo prazer e pela desconcentração.

Criam-se oportunidades de aprender com técnicas hoje conhecidas com o nome de Aprendizagem Acelerada. Técnicas que proporcionam o uso de todo cérebro, nos seus dois hemisférios e de forma integrada, facilitando a compreensão e memorização de maneiras nunca antes experimentadas.

O ensino convencional determinava que o aprendizado só se daria se o aluno estivesse completamente concentrado e fazendo repetições frequentes de ideias ou palavras – o conhecido "decorar". A compreensão passava pela sequência lógica e pelo raciocínio. Na Aprendizagem Acelerada, por outro lado, o aluno aprende a obter um estado de relaxamento alerta e a lidar com um conjunto simultâneo de informações. No estado de relaxamento, a mente interior entra em ação e o cérebro fica mais aberto e disponível para o aprendizado.

Gostaria de dividir com você o depoimento de dois queridos pacientes que fizeram o tratamento comigo e conseguiram ótimos resultados com o método de aprendizagem acelerada.

> *"O método para aprendizagem acelerada desenvolvido pela Myriam foi essencial ao meu segundo ano de MBA. Estudante na Ross School of Business, da Universidade de Michigan (Estados Unidos), notei o aumento da minha concentração em aula, assim como a melhora da minha eficiência ao estudar. Aos poucos, recorrer às técnicas de relaxamento antes de começar os estudos se tornou rotina. Uma vez relaxada, ler apenas uma vez a matéria era suficiente para me lembrar de pequenos detalhes em discussões de classe ou durante provas. O resultado? No ano seguinte, as minhas notas foram bem acima das do primeiro. Me surpreendi com todo o tempo que sobra quando estudar já não leva intermináveis horas. Sou eternamente grata!"*

Sophia Marzouk, formada em MBA (Mestrado em Administração de Negócios) pela Universidade de Michigan, nos Estados Unidos.

"Eu já trabalhava com marketing há 4 anos quando decidi que o meu próximo passo seria fazer um curso de MBA nos Estados Unidos. Eu estava decidido a ir, mas só se conseguisse entrar em uma das 20 melhores escolas de administração dos EUA.

Comecei a me preparar para as provas necessárias, mas trabalhar de 10 a 12 horas por dia e ainda estudar à noite não estava sendo fácil. Quase desanimei quando fiz uma das provas pela segunda vez e tirei a mesma nota fraca da primeira. Além disso, as dificuldades eram inúmeras devido a minha idade (era considerado novo para fazer um MBA), ao pouco tempo de carreira e a não ter o estereótipo de ser um "engenheiro com background na área de exatas". Desistir era o que mais passava pela minha cabeça e, sem perceber, eu acabava me boicotando com esses pensamentos de que isso não era para mim.

Foi então que comecei a fazer o tratamento com a Myriam. O primeiro aprendizado com ela foi sobre perdão e aceitação. Ela me mostrou que eu não podia me cobrar tanto por não estar conseguindo algo que era extremamente difícil de alcançar. Que eu deveria me fortalecer, aceitar as dificuldades e não desistir desse sonho. Assim, comecei a perceber que não era falta de capacidade ou de conhecimento, pois já estava estudado há um bom tempo. O que faltava era aprender a controlar a minha mente, ou melhor, aprender a "organizá-la" para acessar todo meu conhecimento na hora necessária.

Tudo que estudei e aprendi estava comigo, bastava apenas aprender como concentrar, focar e acreditar. Em pouco tempo aprendi o método de aprendizagem acelerada, que envolve técnicas de relaxamento, de con-

centração e de respiração para que, sempre que me deparasse com situações de dificuldade, pudesse manter a calma e usar ao máximo a minha mente e o meu conhecimento, estando extremamente focado e determinado.

Passei então a dedicar mais tempo em iniciar os estudos de forma mais focada, respirando corretamente, fazendo um relaxamento e entrando em alpha; e menos tempo na parte técnica do inglês e da matemática, pois esses conhecimentos já estavam comigo.

Após 1 mês, consegui entrar em um dos melhores cursos de MBA do mundo e me formei conseguindo o contrato de emprego dos meus sonhos 1 ano antes de me formar. Isso mostra que toda dedicação e esforço foram recompensados, e que as lições que aprendi com a Myriam são para vida toda.

Parece simples e realmente é, só que é muito difícil percebermos e aceitarmos que precisamos de ajuda para nos conhecermos melhor e acreditarmos no nosso potencial. E essa é a grande virtude da Myriam: fazer com que as pessoas se conheçam, se amem e acreditem que elas podem conquistar todos os seus sonhos".

***Pedro Estima Oleiro**, formado em MBA (Mestrado em Administração de Negócios) pela Universidade de Michigan, nos Estados Unidos.*

Sophia e Pedro me procuraram depois de já terem lutado muito com eles mesmos para alcançarem seus objetivos. Ambos são pessoas esforçadas, focadas, mas faltava o principal: acreditarem neles mesmos. A técnica da aprendizagem acelerada os ajudou a controlar a ansiedade e se focarem nos seus objetivos.

Agora, você verá itens que o ajudarão a chegar no mesmo lugar em que Sophia e Pedro chegaram.

Relaxamento

O USO DO RELAXAMENTO como uma técnica para aliviar o corpo e a mente das tensões do dia a dia é bastante antigo, já que os primeiros indícios de sua prática surgiram há mais de dois mil anos.

No século 18, o farmacêutico francês Émile Coué (1861-1921), um entusiasta das técnicas hipnóticas, descobriu que, ao atingir um estágio de relaxamento, combinado a autossugestão, os pensamentos ganhavam força. Ele repetia diversas vezes a seguinte frase: "todos os dias, sobre todos os pontos de vista, eu vou cada vez melhor". Eu recomendo esta frase para todas as pessoas que atendo. De tanto você repetir essa afirmação, ela se transformará em um mantra que se refletirá em novas atitudes. É uma atitude simples, mas que realmente funciona.

Cerca de duzentos anos depois, o médico e educador Georgi Lozanov, nascido na Bulgária em 1926, recuperou a velha técnica de Coué e criou a Sugestologia, que consiste na conciliação de técnicas de relaxamento com a aprendizagem. Lozanov descobriu que durante o estado de vigília relaxada é possível aprender mais e em pouco tempo. Segundo seu estudo, a união entre relaxamento e a música clássica faz com que o cérebro fixe as informações de forma mais rápida.

Utilizada desde a década de 1960, a Sugestologia acelera a resolução de problemas e aumenta o resultado e a capacidade do campo educacional. A técnica ainda estimula a criatividade, a imaginação e o aumento de concentração.

Lozanov defende que as 60 a 70 batidas por minuto usadas na música clássica estimulam diretamente as ondas cerebrais alfa, que harmonizam a relação entre o corpo e a mente e trazem tranquilidade, de forma que a fixação das informações seja mais eficaz, acelerando todo o processo de aprendizagem. A música clássica, somente instrumental, é relaxante porque não cobra "ação intelectual", ou seja, ela não precisa ser "processada" de forma cansativa pela mente. E isso faz com que a frequência das ondas cerebrais diminua.

O código abaixo lhe fornece acesso ao relaxamento necessário para a técnica da aprendizagem acelerada. Ele foi criado com a intenção de limpar e dissolver todos os incômodos do seu corpo e ajudá-lo a atingir o estado de vigília relaxada, que facilita a compreensão e melhora a qualidade do estudo. Acesse **http://www.myriamdurante.com.br/aprendizagemacelerada** e saiba como utilizar o relaxamento.

Código de acesso:

MYRIAMDURANTE

Gostaria de lembrar que tanto o relaxamento, quanto a música e o método de aprendizagem acelerada, não estão ligados a nenhum tipo de religião, crença ou credo. Eles não irão interferir na sua fé. Pelo contrário, eles irão reforçar e aprofundar o seu conhecimento, permitindo que você se torne uma pessoa mais calma e tranquila, alcançando seus objetivos. Para que eles funcionem, basta que você aceite, acredite e siga o procedimento.

Respiração

EM CERTA OCASIÃO FUI PROCURADA através do Facebook por uma mulher de aproximadamente 40 anos, chamada Manoela*. Na mensagem, ela relatava que sofria de pressão alta e que seu problema era agravado pela obesidade. Mesmo tomando os remédios de forma correta, quando ficava nervosa ou muito ansiosa, a pressão subia e não estabilizava nem com ajuda dos remédios. Foi então que seu médico aconselhou que Manoela procurasse uma terapia. Sem condições para pagar pelo tratamento terapêutico, resolveu me escrever pedindo ajuda, mesmo que fosse para passar alguma dica de como ela poderia se acalmar e controlar a pressão.

Tendo esse quadro em mente, indiquei a respiração nasal. Nela, você inspira e expira pelo nariz de forma profunda. É a mesma técnica usada em meu relaxamento. Ainda pedi para que ela fizesse o relaxamento sempre que sentisse vontade, já que ele pode ser feito várias vezes por dia.

Por que resolvi indicar essa técnica? Por mais que pareça simples, a respiração exerce um poder enorme sobre o corpo. Não há uma forma perfeita de respirar, afinal, é muito normal que ela se alterne ao longo do dia, conforme as atividades e emoções. Ela se torna mais curta em momentos de tensão, mais ofegante após exercícios intensos e mais tranquila quando você dorme. Só que a maioria das pessoas não presta atenção no jeito em que respiram.

---

* Os nomes foram alterados para manter a privacidade dos pacientes.

Respire!

Respirar de uma maneira bem longa e profunda é uma boa forma de aliviar a tensão e o estresse do dia a dia, além de reduzir as oscilações de humor.

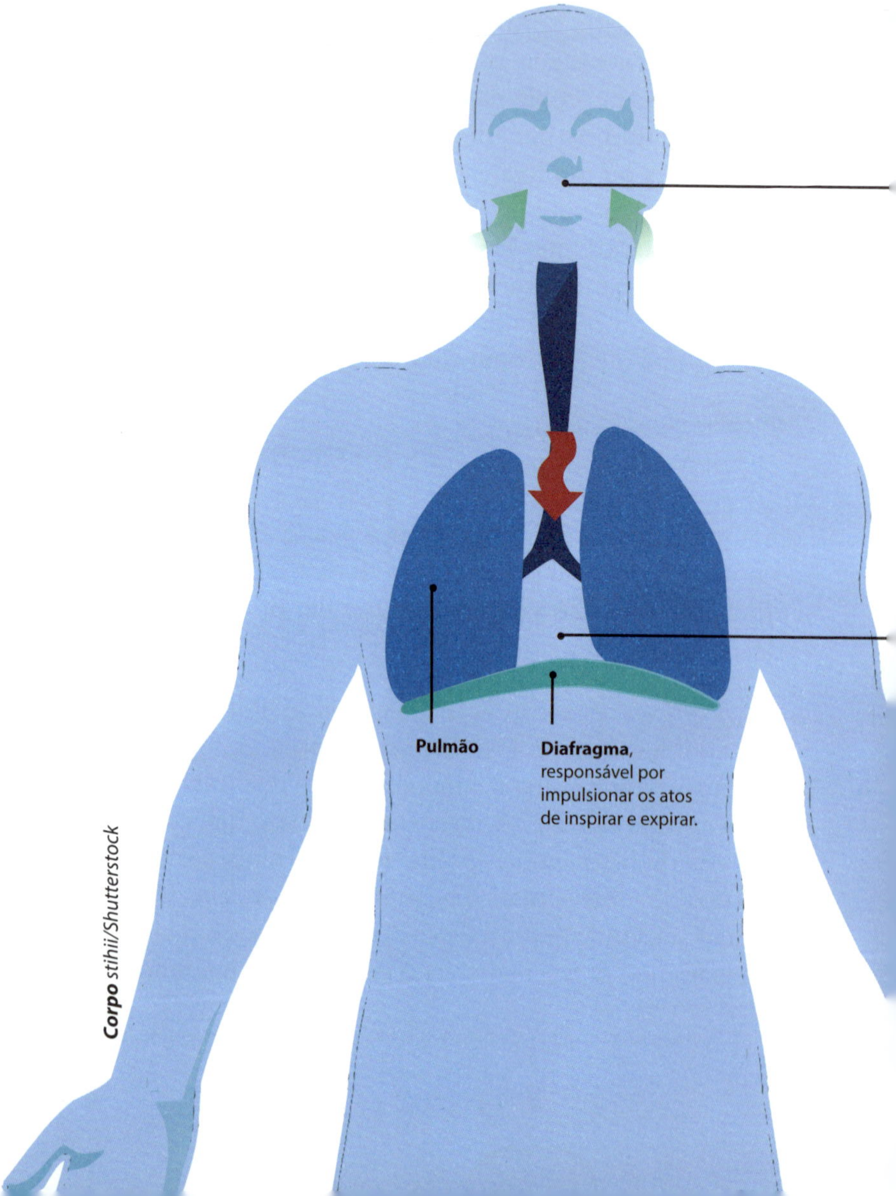

Corpo *stihii/Shutterstock*

1

Respire profundamente pelo nariz. Executar essa respiração diariamente por apenas 15 minutos já é o suficiente para fazer bem à saúde, pois ela reduz a pulsação cardíaca, resultando na sensação de paz e tranquilidade.

2

Com o tempo, você deve pegar o ritmo: o ato de inspirar deve ser profundo, e o de expirar, demorado. Para isso, inspire devagar e expire pelo dobro do tempo.

+

INDICAÇÕES

- Controle do estresse;
- Crises de ansiedade;
- Ataques de pânico;
- Pressão arterial;
- Dores agudas;
- Redução da pulsação cardíaca.

-

CONTRAINDICAÇÕES

Não há.

No caso de Manoela, ela não percebia que pelo fato de estar sempre sobre tensão, sua respiração era curta o tempo todo e fazia com que ela permanecesse sempre em estado de alerta.

A respiração mais lenta e profunda reduz a frequência cardíaca e baixa a pressão arterial, daí a sensação de calma, atingindo estados de paz e tranquilidade.

Com isso, a pressão de Manoela, que chegava a 18 por 9, se estabilizou em 12 por 8 depois de 20 dias de prática regular realizada durante 15 minutos, e ela ainda passou a dormir muito melhor.

Como a respiração comanda nossas emoções, esse método é muito eficiente para manter o equilíbrio. Ela deve ser repetida todos os dias, até se tornar algo natural. Trabalhar a respiração não requer esforços, muito pelo contrário. É tão fácil que pode ser feita em qualquer lugar, sem despertar a atenção de outras pessoas.

Aprenda a se preparar para estudar

O CONJUNTO DE TÉCNICAS QUE VOCÊ VERÁ a seguir irá reduzir o seu tempo de estudo. Com elas, você aprenderá uma quantidade muito maior de informações em muito menos tempo. Qualquer um pode aprender mais, e melhor, se estiver "condicionado a aprender". E este condicionamento é obtido a partir de técnicas de relaxamento, que abrem os "poros do subconsciente" para a memorização perfeita.

A melhor hora para estudar é um pouco antes de dormir, porque a aprendizagem é retida durante as primeiras horas do sono. É exatamente nesta fase, que liga o consciente ao subconsciente, que todas as informações aprendidas ao longo do dia são transferidas para a memória de longo prazo. Ao final do estudo, faça o segundo relaxamento (já deitado) e durma. Se não for possível estudar neste período, não tem problema. Mas, logo após o estudo, escute o segundo relaxamento e tire um cochilo de meia hora.

Confira algumas dicas para você seguir na hora dos estudos:

#1

Respeite seus limites. Estudos comprovam que a concentração diminui a cada 50 minutos consecutivos de estudo. Caso necessite estudar mais, pare por 10 minutos para tomar água e se esticar;

#2

Se possível, procure estudar sempre nos mesmos horários. Seu corpo se acostumará a entrar no estado necessário ao estudo;

#3

Uma breve sessão de relaxamento antes de começar a estudar pode aumentar em mais de 50% a retenção do conteúdo;

#4

O relaxamento desfaz os nós de tensão que dificultam o fluxo de energia pelo corpo, aliviando dores e promovendo um profundo relaxamento físico e mental.

Com essas dicas, você leva a aprendizagem acelerada a um patamar ainda mais elevado. Confira nas próximas páginas como colocar o método em prática.

Como se preparar para estudar

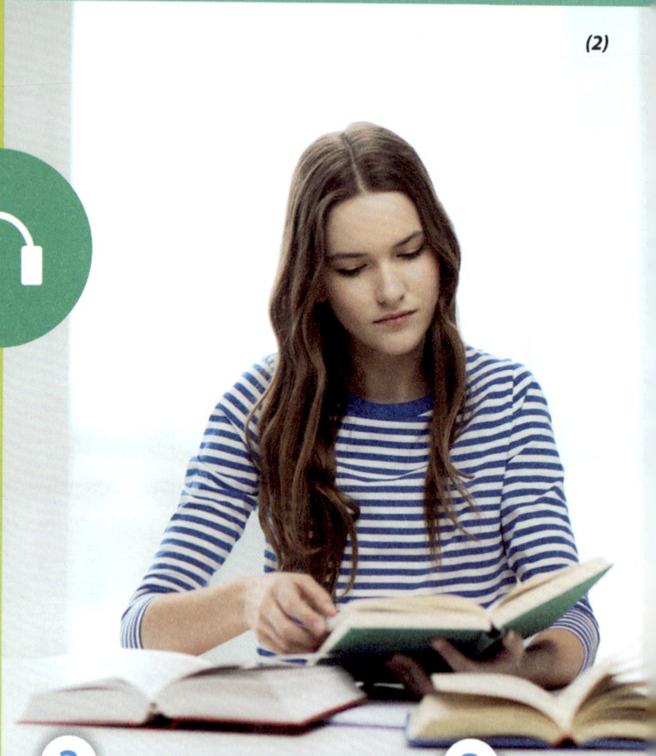

(2)

1

Escolha um lugar tranquilo, onde você possa ficar sozinho e não será incomodado. Vista uma roupa confortável e livre-se do relógio, óculos, jóias ou qualquer outro objeto que possa interferir no processo de relaxamento. Assim você conseguirá relaxar o máximo que puder.

2

Sente-se o mais confortável que puder, deixando a coluna reta. Mas cuidado para não relaxar demais e dormir. Ligue o relaxamento, feche os olhos e comece a respirar, de uma forma lenta e profunda. Não há necessidade de acompanhar nada do que é dito no relaxamento. Apenas relaxe.

3

Assim que acabar o relaxamento, comece a estudar com a música como pano de fundo.

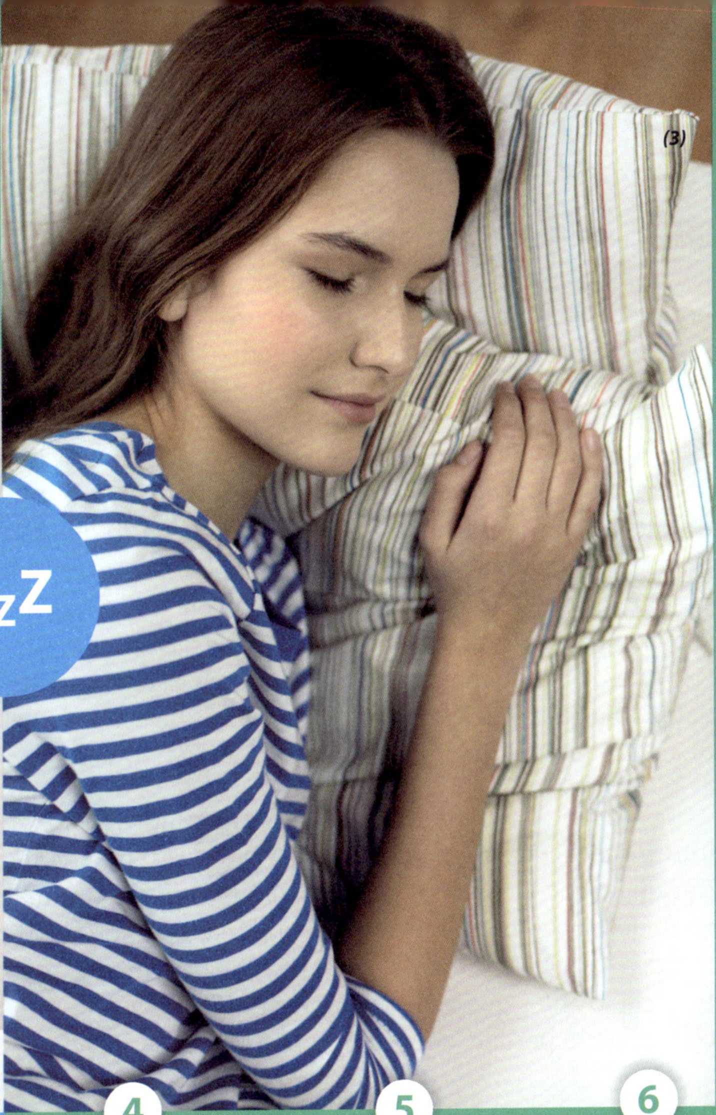

4

Organize seus estudos. Antes de começar, separe tudo o que deve ser estudado. Se possível, deixe o material na ordem em que deve ser lido.

5

Elimine todas as chances de distração para não interromper o ritmo dos estudos. Desligue o celular, televisão ou qualquer outra comunicação com o mundo externo. Você não poderá ser incomodado.

6

Depois de estudar, é hora de dormir ou tirar um cochilo para guardar as informações.

A importância do cochilo

UMA PESQUISA ORGANIZADA pela Universidade de Berkeley, na Califórnia, sugere que tirar um cochilo de uma hora tem um efeito positivo no cérebro. Segundo o estudo, a sua mente aproveita esse período de descanso para liberar espaço de armazenagem temporária, aumentando assim sua capacidade de absorver novas informações.

Acredita-se que, à medida em que vamos ficando cansados ao longo do dia, regiões do cérebro que são vitais para armazenar novas informações começam a se desligar. Estudos prévios levam a crer que o hipocampo armazena temporariamente as memórias baseadas em fatos antes de enviá-las para a região do cérebro responsável pelo arquivamento das mesmas. Para ficar mais fácil de entender, imagine que o seu hipocampo é um balde.

Com o tempo, esse balde vai ficando cheio de informações, dados e lembranças. A pesquisa sugere que, durante o cochilo, somos capazes de filtrar essas informações, definindo o que deve ser armazenado e o que pode ser jogado fora. Entretanto, se esse balde (seu hipocampo) ficar cheio antes que você possa dormir, algumas informações irão "se perder" pelo caminho por falta de espaço.

CAPÍTULO 6

Acredite em você

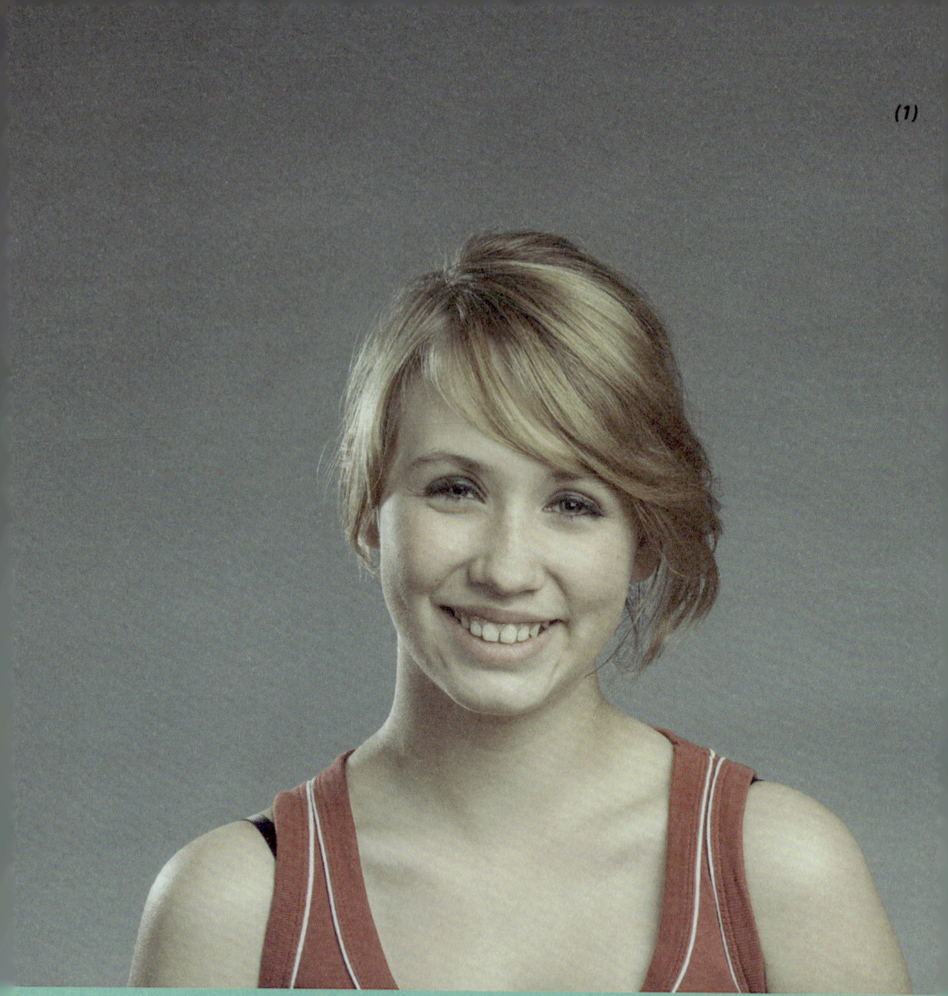

Agora é a sua vez de alcançar o sucesso que procura!

Lembra da história dos quatro burrinhos, logo no começo do livro? Eles superaram todas as expectativas, contrariando todas as previsões e acabaram se tornando celebridades mundiais.

Críticas fazem parte da vida, mas não deixe que elas o impeçam de seguir em frente. Você pode realizar muitas coisas, basta querer e correr atrás. Não importa quem você é hoje, o que você deixou de fazer, as derrotas que sofreu e nem tão pouco a sua idade, o que realmente importa é você acreditar no seu sonho.

Saiba que existe um incrível poder e inteligência no seu interior, constantemente reagindo aos seus sentimentos e palavras. À medida que você vai aprendendo a controlar a sua mente, através da escolha consciente de pensamentos, você se alia a esse poder e inteligência.

O homem é capaz de realizar inúmeros desafios, mas quando se trata de dominar sua mente e seus pensamentos negativos é sempre uma dificuldade. A maioria das pessoas acredita ser impossível controlar os pensamentos negativos, mas não é. Basta apenas força de vontade e treino.

Há uma energia dentro de nós que não nos deixa desistir, mesmo quando tudo diz não. Encontre dentro de si mesmo os motivos para ir adiante e confie em você.

Tenho certeza que este livro irá ajudá-lo e gostaria muito de conhecer a sua história. Escreva para ***aprendizagem.acelerada@myriamdurante.com.br*** e, quem sabe, no meu próximo livro, eu inclua seu depoimento.

Agradecimentos

Eu sou uma mulher movida a paixões e as duas maiores paixões da minha vida são meu marido Marcelo e minha filha Stéphanie. Marcelo é minha alma gêmea. Casados há 27 anos, é com ele que quero passar o resto da minha vida. Stéphanie, tão especial e tão competente em tudo o que faz, é quem supervisiona todos os meus textos e artigos. Agradeço aos dois, que sempre dão total apoio aos meus projetos, compreendendo e suportando todos os meus questionamentos e inquietações com paciência e amor.

À Telma Motta Veras, tão paciente, minha fiel escudeira. Trabalha conosco há tantos anos e com tanta dedicação que já é parte da família. Ao bondoso pastor Francisco de Moura, que há 17 anos tenho o privilégio de recebê-lo em minha casa para um grupo de oração. Ele é um grande incentivador do meu trabalho e sempre acreditou no meu potencial.

A todos os meus pacientes, e principalmente aos queridos Pedro Oleiro e Sophia Marzouk, que se disponibilizaram a escrever um depoimento para este livro.

Minha eterna gratidão à endocrinologista Dra. Ana Paula Costa, a quem fui paciente, terapeuta e amiga. Tão competente e um ser humano muito especial. Eu a conheço há mais de 20 anos e, durante este tempo, ela acompanhou o meu trabalho e minha evolução. Quando eu assumi publicamente minha profissão, ela me convidou para trabalhar em sua clínica, me tornando por quatro anos a psicoterapeuta holística responsável.

Ao sempre educado Maurício Sita, que com sua generosidade tornou este sonho possível, abrindo todas as portas. E ao James McSill, que com toda sua doçura e sabedoria, deu seus toque mágicos para que o livro se tornasse cada vez melhor.

Créditos das imagens

Capítulo 1

(1) Wikimedia. Disponível em: <*http://upload.wikimedia.org/wikipedia/commons/a/a1/Albert_Einstein_1947a.jpg*>

(2) Wikimedia. Disponível em: <*http://upload.wikimedia.org/wikipedia/commons/9/9d/Thomas_Edison2.jpg*>

(3) Wikimedia. Disponível em: <*http://upload.wikimedia.org/wikipedia/commons/9/96/Louis_Pasteur,_foto_av_Félix_Nadar_Crisco_edit.jpg*>

(4) Wikimedia. Disponível em: <*http://upload.wikimedia.org/wikipedia/commons/b/b6/Darwin_restored2.jpg*>

Capítulo 2

(1) VLADGRIN/Shutterstock.

Capítulo 3

(1) Dudarev Mikhail/Shutterstock; (2) RYGER/Shutterstock; (3) Aleshyn_Andrei/Shutterstock; (4) R.Iegosyn/Shutterstock; (5) Balazs Kovacs Images/Shutterstock; (6) robert_s/Shutterstock; (7) Pressmaster/Shutterstock; (8) Nagy-Bagoly Arpad/Shutterstock; (9) Antonio Guillem/Shutterstock.

Capítulo 4

(1) monticello/Shutterstock; (2) zhekoss/Shutterstock; (3) Milosz_G/Shutterstock; (4) Moving Moment/Shut-

terstock; (5) Ollyy/Shutterstock; (6) Johan Larson/Shutterstock; (7) MitarArt/Shutterstock; (8) baranq/Shutterstock; (9) Paul Schlemmer/Shutterstock; (10) Jakub Zak/Shutterstock.

Capítulo 5

(1) Rido/Shutterstock; (2) Syda Productions/Shutterstock; (3) Syda Productions/Shutterstock.

Capítulo 6

(1) In Tune/Shutterstock.

Esta obra foi composta com as tipografias Palatino e Myriad Pro, e impressa em 2014 no papel offset 90 g/m^2 pela Gráfica Pallotti.